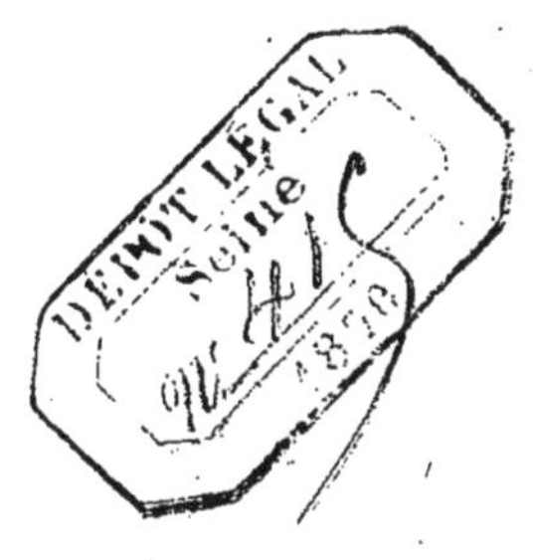

DES ACCIDENTS

CAUSÉS PAR

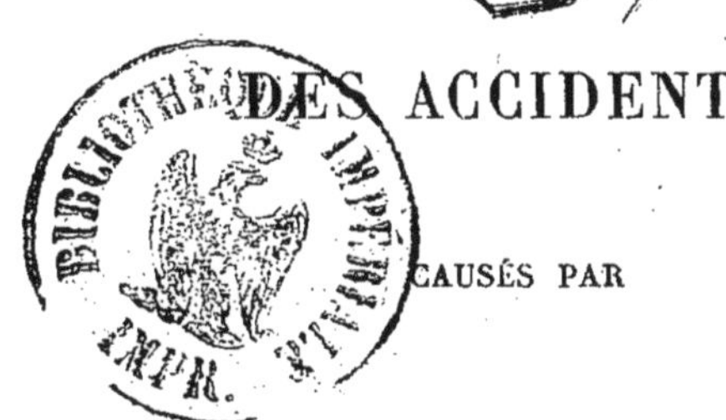

L'EXTRACTION DES DENTS

DES ACCIDENTS

CAUSÉS PAR

L'EXTRACTION DES DENTS

PAR

Gustave DELESTRE

DOCTEUR EN MÉDECINE

Ancien interne des hôpitaux de Paris, chirurgien dentiste des hôpitaux,
Chargé par l'administration de l'assistance publique du traitement externe des maladies
des dents au Bureau central des hôpitaux,
Membre de la Société anatomique, etc., etc.

———

PARIS

CHAMEROT et LAUWEREYNS

RUE DU JARDINET, 13

1870

DES ACCIDENTS

CAUSÉS PAR

L'EXTRACTION DES DENTS

Adoptant la définition de Blandin (1), nous avons compris sous la dénomination d'accidents causés par l'extraction des dents, les événements insolites et imprévus qui font plus ou moins exception aux conditions ordinaires de cette opération, et qui réclament par conséquent une attention spéciale et des précautions particulières, soit afin d'atténuer les inconvénients qu'ils entraînent, soit afin d'y porter le remède nécessaire.

Nous rangeons aussi parmi les accidents, des troubles fonctionnels et des altérations se rattachant à l'opération qui nous occupe plus particulièrement, et qui se produisent, soit immédiatement, soit consécutivement, par continuité de tissus ou sympathiquement.

S'il est possible d'attribuer certains de ces accidents à l'ignorance ou à l'impéritie de l'opérateur, ce qui est

---

(1) Blandin, *Des accidents qui peuvent survenir pendant les opérations chirurgicales*, thèse de concours pour une chaire de médecine opératoire, 1841, p. 2.

malheureusement trop fréquent, il faut reconnaître aussi que dans quelques cas particuliers le praticien le plus exercé et le plus prudent n'en est pas à l'abri. L'opérateur peut avoir à vaincre l'indocilité du patient qui, par sa résistance, compromet la manœuvre opératoire ; il peut rencontrer, soit des dispositions anatomiques particulières, soit des altérations organiques constitutionnelles qui prédisposent singulièrement à la production d'accidents. Le mode opératoire et l'espèce de dent sur laquelle on opère ne sont pas non plus étrangers à ces fâcheuses complications.

Si la plupart d'entre elles n'entraînent pas en général de conséquences graves, dans d'autres cas, au contraire, la mort du malade peut en être le résultat.

Il nous a semblé qu'il ne serait pas sans intérêt de rassembler les faits les plus intéressants que nous avons observés, de les joindre à ceux qui ont déjà été publiés et d'apporter ainsi notre tribut à l'étude d'une des branches les plus négligées de la chirurgie : la chirurgie dentaire.

La division suivante nous a paru la plus rationnelle. Nous étudierons successivement les accidents de l'extraction qui intéressent la dent elle-même ou les dents voisines, ceux qui se rapportent aux maxillaires ou à l'articulation de la mâchoire, les lésions des parties molles avoisinantes, enfin les accidents consécutifs et les accidents sympathiques. Le tableau suivant fera mieux comprendre notre classification qui diffère peu de celle adoptée par Duval dans le travail intéressant qu'il a publié sur le sujet qui nous occupe (1).

(1) *Des accidents de l'extraction des dents*, par J. R. Duval, an X.

A. Accidents portant sur la dent elle-même ou les dents voisines.
- 1° Fracture de la dent.
- 2° Luxation et fracture des dents voisines.
- 3° Extraction de germes de seconde dentition.

B. Accidents intéressant les os maxillaires . . . .
- 1° Fracture du bord alvéolaire et fracture complète.
- 2° Luxation de la mâchoire.
- 3° Lésion des sinus maxillaires.

C. Accidents intéressant les parties molles. . . . .
- 1° Déchirure et décollement de la gencive.
- 2° Contusion et blessure des lèvres, des joues et de la langue.
- 3° Emphysème.

D. Accidents consécutifs. . . . . . .
- 1° Hémorrhagies.
- 2° Fluxions. Abcès et phlegmons.
- 3° Dents pénétrant dans les voies digestives et aériennes.

E. Accidents sympathiques. . . . .
- 1° Névralgies.
- 2° Tétanos.
- 3° Accidents intéressant les organes des sens.
- 4° Accidents chez les femmes en état de grossesse ou de lactation, et à l'époque des règles.

A. Accidents portant sur la dent elle-même ou les dents voisines.

1° FRACTURE DE LA DENT.

La fracture de la dent à la suite de tentatives d'extraction reconnaît des causes diverses.

Elle peut résulter de la construction vicieuse des instruments employés; ainsi, certains daviers, au lieu d'embrasser exactement la couronne de la dent, ne portent que par le bord tranchant de leurs mors et la coupent en quelque sorte. Cet accident arrive encore avec la clef de Garengeot, quand la courbure du crochet n'est pas en rapport avec la configuration de la dent à extraire ou quand le panneton de l'instrument (*puissance*) se trouve

placé vis-à-vis la dent (*résistance*) et non pas au-dessous.
Très-souvent la fracture de la dent est due à une mal-
formation des racines qui sont divergentes ou qui, au
contraire, écartées au point de jonction avec la couronne,
se réunissent à leur extrémité, circonscrivant ainsi une
cloison alvéolaire assez résistante. On a donné le nom
de *dents barrées* à celles qui offrent cette disposition
particulière.

Dans des cas analogues il peut se faire que la cloison
osseuse, énergiquement sollicitée par l'instrument, cède
sous la pression de la dent, et si la divergence est peu
prononcée ou l'écartement qui existe entre les racines
suffisamment grand, la dent pourra sortir de son alvéole ;
si, au contraire, les racines sont très-divergentes ou si
la séparation qui existe à l'extrémité des racines est
beaucoup plus étroite qu'au point de jonction à la couronne, le septum alvéolaire cédera, ou bien la résistance
à surmonter sera telle, qu'il y aura fracture de la dent.

Presque toujours le fragment qui reste est légèrement
mobile, l'alvéole ayant été dilaté par suite de la pression exercée sur lui. Dans ce cas, si la dent n'est pas
fracturée au-dessous de la bifurcation des racines, on fera
mieux de diviser la portion de couronne qui reste avec
une pince coupante et d'extraire isolément chacune des
racines, ce qui est ordinairement facile. Si une seule des
deux racines offre une courbure vicieuse, celle-là seule
se fracture, tandis que l'autre accompagne la couronne.

Lorsqu'une dent pousse tardivement chez un sujet à
arcades dentaires peu développées, elle trouve souvent
l'espace qu'elle doit occuper comblé par les autres dents.
Elle se loge alors dans l'espèce de triangle curviligne

que laissent entre elles les couronnes des deux dents voisines, et n'est libre que par une de ses faces. Dans ces circonstances, il est fort difficile de la saisir : les mors de l'instrument, ne pouvant s'appliquer assez bas pour embrasser le collet de la dent, glissent sur la couronne et très-souvent la brisent. Ce que nous venons de dire s'applique surtout aux canines..

D'autres fois la fracture tient à une altération profonde de la dent même, il faut alors choisir le mode opératoire le plus propre à chaque cas en particulier, et se rappeler que, chez les vieillards, les dents sont souvent d'une fragilité extrême et se brisent sous la moindre pression.

La fracture de la dent peut être causée par l'indocilité du malade, qui, saisissant les mains de l'opérateur, paralyse son action et déplace le point d'application des instruments.

Si la dent est cassée très-haut, de façon qu'on puisse la saisir facilement, on l'arrachera comme si elle n'était pas fracturée. Si non et surtout lorsque l'opération n'est pas urgente et présente des difficultés, il vaut mieux laisser les racines en place. Si la pulpe est mise à nu, on fera bien de la détruire avec un cautère rougi à blanc, pour éviter les vives douleurs, conséquence de la dénudation.

Je me suis en pareil cas très-bien trouvé de l'emploi du cautère électrique, qui effraye beaucoup moins les malades. On ne le fait rougir que lorsqu'il est en contact avec la pulpe, et l'on est ainsi beaucoup moins exposé à cautériser les parties voisines.

Outre qu'elle évite les inconvénients résultant d'une nouvelle tentative d'extraction, pareille conduite a l'avantage de conserver au malade une racine qui pourra lui rendre encore quelques services. Elle évitera aussi la résorption alvéolaire toujours nuisible pour les dents voisines. C'est ce qui a fait proposer à quelques dentistes la résection de la dent, ce que les anciens auteurs appellent le *deschapellement*.

Les racines laissées en place, ne trouvant plus de résistance dans les dents supérieures, s'éliminent, et leur extraction devient facile : ou bien il se fait un travail inflammatoire, et la dent étant devenue beaucoup moins solide l'opération présente peu de difficultés.

Quelquefois l'extrémité d'une racine recourbée en forme de crochet se brise dans l'alvéole qui se referme au-dessus d'elle, la gencive se cicatrise et ce n'est que fort longtemps après que le fragment de racine vient apparaître à l'extérieur, souvent assez loin de l'emplacement qu'occupait la dent : il a cheminé dans l'épaisseur du bord alvéolaire. C'est ainsi que j'ai vu un fragment de racine provenant d'une dent fracturée plusieurs années auparavant, venir se faire jour au niveau de la voûte palatine, à 3 centimètres du bord alvéolaire. Il est beaucoup plus fréquent de voir l'extrémité du fragment perforer l'alvéole, puis la gencive, et apparaître au dehors. Dans un cas qu'il m'a été donné d'observer, ce fragment était devenu le noyau d'une masse de tartre du volume d'une petite noix.

On conçoit que la fracture soit beaucoup plus fréquente pour les dents à racines multiples que pour les dents à racines simples, pour les dents permanentes que pour celles de première dentition.

2° LUXATION ET FRACTURE DES DENTS VOISINES.

La luxation accidentelle d'une dent accompagnant celle que l'on extrait peut tenir à une conformation vicieuse des racines qui embrassent la dent voisine et l'étreignent pour ainsi dire de telle sorte que l'extraction de l'une entraîne celle de l'autre. Je n'ai pas eu occasion d'observer cette disposition, mais les auteurs en citent des exemples.

La soudure des dents, extrêmement rare pour les dents permanentes, l'est beaucoup moins pour les dents temporaires : j'en possède de nombreux exemples. Ce sont ordinairement les incisives inférieures qui offrent cette anomalie. On comprend que, dans ce cas, il est impossible d'extraire l'une des dents sans luxer simultanément l'autre. Quelquefois chez l'adulte, la dent de sagesse supérieure avortée est soudée à la seconde grosse molaire, mais il est toujours facile de prévoir l'accident avant l'opération.

Ordinairement les dents soudées le sont dans toute leur étendue, mais elles peuvent l'être aussi seulement par leurs racines, comme en témoigne l'observation suivante empruntée à Fauchard.

Obs. I. — En 1705, un R. P. Récolet, de la ville du Lude, en Anjou, vint chez moi pour se faire ôter une grosse dent molaire qui lui causait beaucoup de douleur. J'examinai sa bouche, je reconnus que cette dent était très-gâtée et qu'il n'y avait point d'autre parti à prendre pour le soulager que celui d'exécuter son dessein. Quoique je n'eusse saisi avec l'instrument dont je me servis pour cette opération que la dent qu'il

s'agissait d'ôter, j'en tirai néanmoins deux à la fois. Je crus
dans le moment avoir fait une grande faute ; mais je trouvai
que la dent qui avait suivi la première était gâtée de même
que l'autre, et qu'elles étaient toutes les deux si adhérentes
ensemble et unies de telle manière par leurs racines qu'elles
ne faisaient presque qu'un même corps. Ce Récolet, croyant
toujours que je m'étais trompé, eut la curiosité d'examiner
si ce que je lui disais était vrai ; pour nous en assurer mieux,
nous prîmes un couteau, duquel nous mîmes la lame sur
les deux dents ; nous frappâmes dessus cette lame avec une
pierre ; nous ne pûmes jamais venir à bout de séparer ces
deux dents l'une de l'autre qu'en les cassant par morceaux,
ce qui fut suffisant pour persuader ce religieux qu'il était
impossible d'ôter l'une sans l'autre. La peine que je me
donnai pour instruire ce religieux d'un fait qui nous inté-
ressait également fit que nous nous quittâmes satisfaits l'un
de l'autre (1).

La luxation ou la fracture des dents voisines sont plus
fréquentes avec certains instruments qui prennent leur
point d'appui sur les dents voisines ; l'emploi de l'ancien
pélican était souvent accompagné de cet accident.

Obs. II. — Il faut, dit Ambroise Paré, estre bien industrieux
à l'usage des pélicans, à cause que si on ne s'en sçait bien
aider on ne peut faillir à jetter trois dents hors la bouche,
et laisser la mauvaise et gastée dedans.

Qu'il soit vray, je veux ici réciter une histoire d'un maistre
barbier demeurant à Orléans, nommé maistre François-Louis,
lequel avoit par-dessus tous l'honneur de bien arracher une
dent, de façon que tous les samedis plusieurs paysans ayant
mal aux dents venoient vers luy pour les faire arracher : ce
qu'il faisoit fort dextrement avec un polican, et lors qu'il en

(1) Fauchard, *le Chirurgien-Dentiste*, t. I, p. 299.

avoit fait le jettoit sur un ais et sa boutique. Or avait-il un serviteur nouveau, Picard, grand et fort, qui désiroit tirer les dents à la mode de son maistre : arrive ce pendant que ledit François-Louis disnoit, un villageois, requérant qu'on lui arrachast une dent ; ce Picard print l'instrument de son maistre, et s'essaya faire comme luy ; mais en lieu d'oster la mauvaise dent au pauvre villageois luy en poulsa et arracha trois bonnes. Et sentant une douleur extrême et voyant trois dents hors de sa bouche, commença à crier contre le Picard, lequel, pour le faire taire, luy dist qu'il ne dist mot et qu'il ne criast si haut, attendu que si le maistre venoit il luy feroit payer trois dents pour une. Donc le maistre oyant tel bruit, sortit hors de table pour sçavoir la cause et raison de leur noise et contestation ; mais le pauvre païsan, redoutant les menaces du Picard, et encor après avoir enduré telle douleur qu'on ne lui fist payer triplement la peine dudit Picard, se teut, n'osant déclarer audit maistre ce beau chef-d'œuvre ; et ainsi le pauvre badaut de village s'en alla quitte, et pour une dent qu'il pensoit faire arracher en remporta trois dans sa bourse, et celle qui lui causait tout le mal en sa bouche (1).

Lorsqu'on se sert du levier ou de la langue de carpe, on observe aussi la fracture et la luxation, surtout quand on prend le point d'appui sur une dent isolée, peu solide ou cariée. On devra dans ce cas soutenir fortement la dent sur laquelle on doit s'appuyer avec le doigt de la main opposée, s'il n'y a pas possibilité de se servir d'autres instruments. Il faut ajouter qu'avec le levier ou la langue de carpe, la luxation ou la fracture peuvent avoir lieu également par échappée de l'instrument qui vient violemment heurter les dents voisines.

(1) Ambroise Paré, *OEuvres*, liv. XVI, chap. xxvii. Paris, Gabriel Buon, 1559,

Quand on emploie la clef de Garengeot, le crochet, par un faux mouvement du patient, peut glisser et venir se placer soit entre deux dents, soit sur la dent voisine et enlever ainsi deux dents au lieu d'une.

Dans le cas de fracture, on agira comme nous l'avons indiqué plus haut. Si le fragment qui reste de la dent fracturée était mobile, on fera mieux de l'extraire.

Dans le cas de luxation accidentelle, si la luxation est incomplète, on remettra la dent en place, en recommandant au malade de ne manger pendant quelques jours que des aliments d'une mastication facile.

Si la luxation est complète, on placera immédiatement la dent dans l'alvéole, et si elle n'était pas suffisamment maintenue, on la fixerait solidement aux dents voisines avec un cordonnet de soie. Dans les premiers jours, le malade ne prendra que des aliments liquides ou offrant très-peu de résistance : il devra ménager la dent pendant quelque temps, et s'il n'y a pas de délabrement ou de fracture de l'alvéole, il y a chance que la consolidation soit obtenue.

Il est souvent fort difficile, si l'on ne contrôle pas le dire du malade par les divers modes d'exploration en usage, de reconnaître exactement le point de départ de l'odontalgie.

Il arrive très-fréquemment que des malades accusent une dent supérieure d'être la cause du mal, lorsqu'en réalité c'est une dent inférieure ou bien une dent voisine. « Aussi, dit Ambroise Paré, se faut donner garde de tirer une bonne dent pour la mauvaise, car souvent mesme le malade ne le sçait discerner, à cause qu'il sent une si extrême douleur en toute la mandibule, qu'il ne peut cognoistre celle qui est viciée d'entre les autres. »

Un soulagement momentané se fait sentir à la suite de la perte de sang déterminée par l'extraction; mais la douleur reparaît bientôt et on est obligé d'avoir recours à une nouvelle opération. On devra donc, avant d'agir, se livrer à un examen attentif des dents suspectes et n'opérer qu'à bon escìent.

On ne peut accuser que l'ignorance de l'opérateur lorsqu'une dent de remplacement est enlevée pour une dent de lait, mais malheureusement le fait n'est que trop fréquent.

Nous en rapportons deux observations empruntées, l'une à Fauchard, l'autre à Courtois.

Obs. I. — Il y a, dit Fauchard, certains couteliers qui se mêlent d'ôter les dents ; apparemment les instruments qu'ils font leur donnent la démangeaison de les essayer. J'en connois un dans cette ville qui passe déjà dans son quartier pour arracheur de dents. Ce particulier, qui avoit vu opérer quelques charlatans, croïant qu'il lui seroit aussi facile de tirer les dents que de faire des couteaux, s'est mis sur les rangs, et ne manque pas, quand l'occasion s'en présente, de mettre sa prétendue dextérité en pratique et ses instruments à l'épreuve; et s'il n'emporte pas toujours la dent entière, il en enlève du moins quelque esquille. Il y a quelque temps qu'on lui amène une jeune personne qui avoit une petite dent molaire marquée de petites taches noires, ce qui fit juger à ce fameux opérateur que cette dent était infailliblement gâtée : il tenta de la tirer, mais naïant emporté que la couronne (parce que ce n'étoit qu'une dent de lait qui devait bientôt tomber), ce nouveau docteur, dont le discernement était trop borné pour en pouvoir bien juger, crut

avoir manqué son coup et que la dent était cassée; afin de
ne pas laisser l'opération imparfaite, il tira encore la prétendue racine de cette dent; pour lors, il fut bien étonné de
voir que c'était une dent entière et non une racine, et que
c'était précisément celle qui devait succéder à la couronne
de la première qu'il avait ôtée. Cet opérateur eut pourtant
assez de présence d'esprit pour n'en rien faire connoître à
ceux qui se trouvèrent présens à cette belle opération et
renvoïa ainsi cette jeune personne moins riche d'une dent (1).

Obs. II. — Je fus mandé, il y a quelques années, pour voir
une jeune pensionnaire d'un couvent de Saint-Denis. Cette
enfant, âgée d'environ huit à neuf ans, avait une difficulté de
parler qui éveilla l'attention de la religieuse chargée de l'é-
ducation des enfants. Ne sachant à quoi attribuer ce défaut,
qui augmentait de jour en jour, cette religieuse s'avisa de
regarder la bouche de l'enfant, chez qui elle trouva des dents
qui perçaient à l'intérieur de la bouche et qui gênaient les
mouvements de la langue, d'où résultait une prononciation
difficile et défectueuse. On fit aussitôt venir un dentiste pour
remédier à cette vicieuse conformation. Le dentiste appelé,
peu versé dans la connaissance qui sert à distinguer les dents
de lait d'avec celles du second germe, proposa de faire l'extraction des dents qui étaient hors de rang et qui se pla-
çaient intérieurement. Son avis fut écouté et malheureusement exécuté, en sorte qu'au lieu d'ôter les dents de lait, ce
qu'il aurait dû faire, quoique bien rangées, il préféra d'ôter
celles qui étaient revenues, parce qu'elles étaient déplacées.

Quelques jours après, je fus appelé, mais trop tard, puisque
le mal était sans remède. Ayant examiné la bouche de l'enfant, j'observai la place de trois dents qui lui avaient été ôtées
et dont la plaie n'était pas encore refermée; je vis de plus
qu'il ne lui manquait aucune de ses dents de lait, ce qui me
fit dire aussitôt que le dentiste qui avait vu l'enfant quelques

____

(1) Fauchard, le Chirurgien-Dentiste, t. I, p. 152.

jours avant moi lui ayant ôté trois dents revenues, l'enfant serait
brèche-dent sans ressource à la chute de ses dents de lait (1).

3° EXTRACTION DE GERMES DE SECONDE DENTITION.

On a beaucoup exagéré le danger d'enlever le germe
d'une dent de remplacement en procédant à l'extraction
d'une dent de première dentition : je n'ai pour ma part
jamais observé cet accident. Notre bien regretté maître
et ami M. Oudet avait fait sur ce sujet une communication
fort intéressante à l'Académie de médecine (2). Il s'agissait
d'un enfant de cinq ans et demi chez lequel, en voulant
extraire une molaire de lait à la mâchoire inférieure, on
enleva en même temps le follicule de la bicuspide secon-
daire, libre et flottant au milieu de ses racines et déjà
recouvert d'une grande partie de son tubercule externe.
Ainsi que le fait remarquer M. Oudet, cet accident ne peut
avoir lieu pour les follicules antérieurs qui, situés derrière
les racines simples des six dents correspondantes, sont
ainsi à l'abri de toute violence. M. Oudet l'avait déjà vu
une fois pour les follicules des bicuspides ; et il peut
avoir lieu pour ces dents, surtout à la mâchoire inférieure et à une certaine époque de la dentition, parce
qu'elles sont embrassées de chaque côté par les deux
racines recourbées des molaires de lait. M. Oudet conclut
donc qu'il faut être fort circonspect sur l'avulsion de ces
dents : il faut surtout avoir égard à l'âge de l'enfant et
calculer le degré de développement auquel sont parvenus
les follicules de remplacement.

(1) Courtois, *le Dentiste observateur*, p. 163.
(2) Séance du 14 août 1828 (*Arch. gén. de méd.*, 1ʳᵉ série, t. XVIII,
p. 127).

Cet accident, peu à craindre dans l'emploi du davier, le serait beaucoup plus si l'on se servait de la clef.

B. Accidents intéressant les os maxillaires.

1° FRACTURES DE LA MACHOIRE.

Nous distinguerons dans les fractures de la mâchoire les fractures incomplètes ou fractures du bord alvéolaire, et les fractures complètes ou fractures du maxillaire.

Fracture du bord alvéolaire. — La fracture du bord alvéolaire est sans contredit l'accident qui complique le plus fréquemment l'avulsion des dents : quelquefois suivie d'accidents graves, elle est ordinairement sans importance; dans bien des cas, il est difficile de l'éviter.

Les fractures du bord alvéolaire peuvent être simples ou compliquées : simples lorsqu'elles n'intéressent que ce bord lui-même, compliquées quand le fragment entraîne avec lui les dents correspondantes.

Lorsqu'une dent est barrée, c'est-à-dire qu'elle circonscrit entre ses racines une cloison osseuse, il est tout à fait impossible de faire l'extraction sans qu'il y ait fracture, soit de la racine, soit de l'alvéole ou de son septum. Les dents à racines multiples peuvent seules être barrées.

Dans d'autres cas, le rebord alvéolaire peut être très-adhérent; quel que soit le procédé que l'on emploie, il y a toujours fracture de ce rebord, et l'on enlève avec la dent un fragment osseux.

Paré avait déjà signalé cette disposition : « Car mesmes en quelques cas, dit-il, on trouve que leurs dents sont conjointes et unies avec les mandibules si fort, qu'alors qu'on les arrache, on emporte portion des dites alvéoles et mandibules : ce que j'ai vu souventes fois avec grande hémorrhagie, laquelle à grand peine on pouvait estancher. »

L'adhérence de deux dents à la cloison alvéolaire qui les sépare peut être telle que l'extraction de l'une ayant déterminé la fracture de cette cloison, entraîne la sortie de l'autre dent. Lorsque cette disposition anatomique existe, le peu d'épaisseur du rebord osseux augmente les chances de fracture.

Cet accident est plus fréquent chez l'adulte que chez les sujets plus jeunes et les enfants; l'adhérence de la dent au maxillaire étant, chez ces derniers, beaucoup moins intime.

C'est la partie externe du rebord alvéolaire qui est ordinairement fracturée. Elle est en effet plus mince que la partie interne, et plus exposée en raison du mode d'action habituel des instruments.

Le maxillaire supérieur est plus sujet à se fracturer que le maxillaire inférieur, son bord externe étant moins épais et les dents, surtout les molaires, y étant plus solidement implantées.

Si la fracture correspond aux dents qui avoisinent le sinus, celui-ci peut se trouver ouvert ; je n'ai jamais observé cette complication, que nous étudierons dans un chapitre spécial.

L'emploi de certains instruments, comme la clef de Garengeot, surtout l'ancienne clef à panneton fixe, et le pélican, qui renversent la dent en dehors, expose davantage à cet accident, surtout quand le point d'appui se trouve placé trop bas. La fracture, dans ce cas, est ordinairement accompagnée d'une contusion de la gencive.

Quand la solution de continuité n'intéresse qu'une partie du rebord alvéolaire, il n'en résulte pas grand inconvénient. La dent enlevée, la partie du rebord osseux qui lui correspond se résorbe.

Si le rebord alvéolaire est fracturé dans une plus grande étendue, il est à craindre que les racines des dents voisines ne soient dénudées, et qu'il ne se produise une inflammation amenant la résorption des alvéoles correspondantes, et causant ainsi la chute de ces dents. Le fragment osseux peut alors déchirer un vaisseau et déterminer ainsi la production d'une hémorrhagie, hémorrhagie qui cesse ordinairement lorsque l'on a retiré l'esquille.

La fracture du rebord alvéolaire peut déterminer un accident assez pénible : les bords de la gencive, en se réunissant, puis en se rétractant, se tendent sur le rebord anguleux de l'alvéole fracturé ; à ce niveau, la gencive apparaît amincie et de couleur blanche et souvent est le siége de douleurs assez vives. Plusieurs fois, en pareils cas, j'ai dû faire en ce point une petite incision, et réséquer le rebord osseux. — Généralement la résorption du bord anguleux est très-longue, et n'est complète qu'au bout de plusieurs mois, d'un an et même davantage. La présence de ce rebord osseux recouvert par la gencive amincie rend souvent difficile pendant longtemps l'application de pièces artificielles.

La partie du maxillaire supérieur qui forme la tubérosité maxillaire située en arrière de la dent de sagesse est formée par un tissu spongieux qui se fracture très-facilement. Aussi, quand on fait l'extraction de cette dent à l'aide du levier ou de la langue de carpe, et qu'on prend son point d'appui sur la seconde grosse molaire, arrive-t-il fréquemment que la tubérosité maxillaire se fracture en restant adhérente à la dent. Dans ce cas, il ne faut pas chercher à conserver le fragment osseux, sa présence pouvant provoquer des accidents inflammatoires graves et une suppuration qui ne se termine qu'avec l'élimination du fragment.

Il est à remarquer que les fractures du bord alvéolaire même très-étendues, et accompagnées de grands délabrements, ne sont jamais suivies de ces accidents graves d'intoxication putride aiguë qui peuvent accompagner les fractures complètes des maxillaires, et qui ont été si bien décrits par M. le professeur Richet (1) : elles guérissent au contraire avec une remarquable facilité.

Lorsque la fracture est bornée à la partie du rebord osseux qui correspond à la dent extraite, il est préférable, s'il reste adhérent à la gencive, de détacher le fragment et de l'extraire tout à fait. Si au contraire il était volumineux, et correspondait à plusieurs dents, il faudrait rapprocher avec soin les parties lésées, et tâcher d'obtenir la consolidation, les gencives servant d'appareil contentif.

Les fractures compliquées du bord alvéolaire, sont celles dans lesquelles le fragment fracturé entraîne avec lui une ou plusieurs autres dents. Limité dans la plupart des cas à la dent voisine de celle que l'on extrait, le délabrement peut s'étendre beaucoup plus loin. C'est ordinairement en se servant de la clef de Garengeot ou du pélican, que

____

(1) *Bulletin de la Société de chirurgie*, 2ᵉ série, t. VI, p. 410.

l'on détermine ces accidents. Dans ces circonstances, soit manque d'habitude de la part de l'opérateur, soit indocilité du malade, le panneton glisse et se trouve placé beaucoup plus bas que la dent à extraire. Dans le mouvement de renversement de la dent en dehors, la portion d'os placée au-dessus du panneton se trouve fracturée, et souvent assez loin pour entraîner plusieurs dents avec elle.

Cet accident est plus rare à la mâchoire supérieure où le bord alvéolaire est mince et cède facilement, qu'à la mâchoire inférieure où il est beaucoup plus épais, et où, conséquemment, le fragment est plus considérable.

Cette fracture est ordinairement simple; dans le cas où elle est étendue, elle est suivie d'une déformation osseuse qui entraîne celle des parties molles correspondantes. On peut y remédier avec des appareils prothétiques. Si le canal dentaire se trouve compris dans le fragment, on peut à voir à craindre une compression ou une déchirure du nerf dentaire (obs. II), et par suite une paralysie de la lèvre et des parties auxquelles se distribue cette branche nerveuse.

Des considérations qui précèdent, on peut, croyons-nous, tirer les règles suivantes sur la conduite à tenir dans les cas de fracture alvéolaire. Si le fragment, incomplétement détaché, a conservé des adhérences suffisantes pour sa nutrition, on devra le remettre en place et rapprocher les parties. Si au contraire le fragment, tout à fait mobile, ne tient plus que faiblement, il sera préférable de l'extraire immédiatement, afin d'éviter des complications inflammatoires souvent fort pénibles, dont nous allons rapporter quelques exemples.

Obs. I. — *Fracture compliquée du bord alvéolaire inférieur s'étendant de l'angle de la mâchoire à la canine. — Nécrose du fragment fracturé. — Fistules multiples. — Extraction du séquestre au bout de neuf mois.*

Étant à Calais en 1815, nous avons donné des soins à un ouvrier qui eut une portion de la mâchoire inférieure fracturée à la suite de l'extraction d'une grosse molaire, qui fut faite avec une clef à tige droite. L'opération avait été pratiquée de dehors en dedans, et le chirurgien fut obligé, par la disposition de la tige de l'instrument dont il se servait, de faire appuyer un des angles du panneton sur la dent voisine. Par suite de cette manœuvre, celle-ci avait été cassée et la mâchoire fracturée.

Neuf mois s'étaient déjà écoulés depuis cet accident, lorsqu'on nous fit appeler. En examinant le malade, dont l'état, même à cette époque, nous parut être très-alarmant, nous reconnûmes une fracture très-considérable de l'os maxillaire inférieur du côté droit, fracture qui avait été nécessairement produite lors de l'extractien de la dent. La portion d'os sur laquelle se trouvaient implantées les autres dents, depuis l'angle de la mâchoire jusqu'à la dent canine, était nécrosée, et, en agissant comme corps étranger, déterminait une irritation mécanique continuelle, qu'augmentait encore la présence de plusieurs esquilles qui se présentaient de temps en temps aux orifices fistuleux, dont le nombre était considérable. Une lame d'os terminée en pointe, et de la longueur d'un pouce trois lignes environ sur huit lignes de large, venait appuyer sur la partie externe de la dent canine.

Telle était la situation du malade, quand nous lui proposâmes de faire l'extraction de ces diverses esquilles. Il accepta volontiers, et, après avoir eu la précaution de détacher du principal séquestre une partie assez considérable qui lui était adhérente, nous parvînmes, non sans quelque peine, à l'extraire.

La deuxième portion d'os qui restait, longue d'un pouce neuf lignes, large de huit lignes environ, et occupant, ainsi que la première, tout le côté droit de la mâchoire, dont les dents étaient tombées, fut extraite, peu de jours après, avec non moins de succès. Dès lors, l'irritation, et conséquemment l'inflammation, cessèrent. La cicatrice des fistules ne se fit point attendre au delà de quinze à vingt jours ; la mastication étant devenue plus facile, les digestions se rétablirent, et en moins de trois semaines le sieur C... fut entièrement guéri.

Lors de notre dernier voyage en Angleterre, nous avons eu l'occasion de voir la personne qui fait le sujet de cette observation : elle était peu défigurée, bien qu'elle eût perdu une très-grande portion de la branche droite de l'os maxillaire, et que la dent canine vînt correspondre à la seconde grosse molaire de la mâchoire supérieure du même côté (1).

Obs. II. — *Fracture compliquée du bord alvéolaire inférieur consécutive à l'extraction d'une dent avec la clef de Garengeot. — Fragment comprenant sept dents. — Paralysie de la lèvre inférieure.*

M. Jules, âgé de trente-quatre ans, se confie à son beau-frère pour se faire extraire la première petite molaire gauche de la mâchoire inférieure, dont il souffrait depuis longtemps. Les préliminaires de cette opération accomplis, M. Jules, assis sur un fauteuil, ouvre la bouche, l'instrument est mis en place, l'opérateur tourne le poignet pour extraire la dent douloureuse et lacère la gencive avec les mors du crochet de la clef. La douleur fait faire un mouvement au malade, le chirurgien serre davantage pour ne pas lâcher prise et retenir l'opéré ; mais celui-ci se laisse glisser du fauteuil à terre, l'opérateur le suit dans ce trajet, se met à genou en continuant le mouvement de rotation. La clef se dérange et change de direction pendant cette espèce de lutte engagée entre

____

(1) Maury, *Traité complet de l'art du dentiste*, 1828.

l'homme qui veut se soustraire aux souffrances et celui qui veut terminer l'évulsion. Enfin, dans un effort brusque, un craquement se fait entendre.

La mobilité de la dent est manifeste; elle est luxée, il n'y aura plus qu'à terminer l'opération avec une pince. Ainsi pensait le chirurgien ; alors la clef de Garengeot est retirée. Mais quelle n'est pas sa stupéfaction quand il s'aperçoit que du même coup il a fracturé toute la couronne qui forme le bord alvéolaire depuis la première grosse molaire gauche jusqu'à la deuxième à droite, c'est-à-dire sept dents encore implantées dans l'os, et deux autres dents, deuxième petite et première grosse molaire, au niveau desquelles la fracture a eu lieu. Ces deux dents avaient été enlevées par l'instrument avec la face externe de leur alvéole et une partie de la face interne : la gencive était complétement meurtrie.

Dans une semblable situation il n'y avait qu'un parti à prendre, c'était de tenter la consolidation de l'os fracturé, et par suite de conserver les sept dents qu'il supporte. Cette tentative eut lieu en effet, les pièces furent affrontées à l'aide des fils métalliques passés entre les grosses molaires; mais ces moyens d'attache étaient insuffisants, et l'os fracturé vacillait au moindre mouvement de la langue, aussi la consolidation n'eut pas lieu. Un mois après cet accident, M. Jules L... voyant la mobilité de sa mâchoire augmenter, résolut de venir à Paris consulter sur le parti qu'il avait à prendre ; c'est dans ces circonstances qu'il s'est présenté à nous.

La portion du maxillaire était flottante, et ne tenait plus que par les fils et une faible portion de gencive ; les alvéoles étaient en partie dénudées, et leur couleur ne laissait plus d'espérance de consolidation. Les fils enlevés, une double incision sur la gencive nous suffit pour éliminer cette portion d'os contenant, comme nous l'avons dit, sept dents saines renfermées dans leurs alvéoles et partie de l'alvéole de la dent, cause de ce déplorable accident. Le canal dentaire avait été compris dans cette fracture, et la lèvre était paralysée. Disons en passant que M. Jules L.., était d'un tempérament scrofuleux, et qu'il portait au cou des traces des ganglions suppurés; mais rien sur la pièce pathologique ne peut faire préjuger la friabilité du tissu osseux ; bien au contraire, et aujourd'hui que la pièce est desséchée l'on voit les dents solidement fixées dans leurs loges.

Trois mois après nous avons placé une pièce artificielle à base métallique creuse, sur laquelle nous avons monté des dents minérales à gencive, afin de fermer cette énorme brèche, et pour rendre à la physionomie son intégrité, empêcher l'écoulement salivaire qui était continuel, et replacer la lèvre dans sa position normale par ce point d'appui, car elle s'était déjà affaissée dans cet énorme vide; rétablir la prononciation et l'alimentation qui étaient très-difficiles; enfin pour obvier à tous les inconvénients qu'engendrait une telle perte de substance (1).

FRACTURES COMPLÈTES DE LA MACHOIRE. — La fracture complète du maxillaire inférieur, consécutive à l'avulsion d'une dent, est aussi rare que celle du rebord alvéolaire est fréquente. Duval en nie même la possibilité.

Il nous a été possible cependant de réunir plusieurs exemples de fracture complète déterminée par cette cause.

Obs. I. — *Double fracture du maxillaire inférieur consécutive à une tentative d'extraction de la première grosse molaire inférieure.*

Dans les premiers jours de février 1852, Nicolas Eschenbrenner, âgé de quarante-neuf ans, d'une constitution vigoureuse, maréchal ferrant, domicilié à Insviller (Meurthe), partie occidentale de la Lorraine allemande, se rendit chez un de ses confrères pour se faire extraire la première molaire infé-

(1) Alph. Désirabode, *Gazette des hôpitaux*, 1857, p. 543.

rieure du côté gauche. Le confrère dentiste, armé de tenailles à l'usage des pieds de chevaux, prit un point d'appui antérieurement sur les incisives de la mâchoire inférieure, et par la force de son levier, dirigé de haut en bas, brisa les deux branches horizontales du maxillaire à 2 centimètres à droite et à 3 centimètres à gauche au devant de l'insertion des masséters, après avoir saisi la dent, qu'il ne put arracher.

Eschenbrenner, rentré chez lui plus souffrant qu'auparavant, s'aperçut, sans pouvoir se rendre compte de ce qu'il se passait, qu'il ne pouvait plus rien mâcher. Il se nourrit de bouillons, de panades, de laitage, et continua à se livrer à son travail habituel. Cependant, au commencement de juillet 1852, n'y pouvant plus tenir, et poussé d'ailleurs par sa famille, qu'il empoisonnait par l'odeur infecte sans cesse exhalée de sa bouche, il vint se présenter à ma consultation. Les choses étaient dans l'état suivant:

Tuméfaction considérable de la partie inférieure du visage, qui donne à la tête un aspect hideux et informe; excessive mobilité du menton, avec crépitation et déplacement notables un peu en avant du bord antérieur des masséters. Point de plaies extérieures. Développement considérable des gencives inférieures, qui ressemblent à une éponge imbibée de sanie où l'on aurait implanté des dents noircies à la fumée. L'odeur exhalée par la bouche du blessé était tellement infecte, que l'on fut obligé après son départ d'aérer pendant plusieurs heures la salle assez vaste où je l'avais examiné.

A l'aspect du malade, il semble que la nutrition ait trèspeu souffert, et les forces n'ont pas sensiblement diminué, malgré l'abondance et la mauvaise qualité du pus.

Je proposai alors l'ablation totale du maxillaire inférieur, qui n'eut pas lieu, par suite d'un malentendu. Le blessé, ne m'ayant pas compris, retourna chez lui et reprit son travail.

Je le croyais mort, épuisé par la suppuration, quand, le 8 août 1853, il revint dans l'état suivant, demandant qu'on le débarrassât de son mal par une opération quelle qu'elle fût.

La branche gauche du maxillaire inférieur complétement éliminée à travers des plaies dont les cicatrices restent à la joue déformée, est remplacée par un tissu cicatriciel résistant qui part du centre de la cavité articulaire elle-même. Ce tissu s'étend jusqu'à la portion droite horizontale du maxillaire qui, libre dans la bouche, a environ 4 centimètres de long et conserve, encore solidement implantées, une dent canine, deux petites et une grosse molaires. La portion de gencive qui recouvre ce fragment flottant est en assez bon état. La deuxième portion de la branche droite (partie montante), sous la joue énormément gonflée et bleuâtre, tient encore à l'articulation supérieurement. Inférieurement, après avoir chevauché sur le fragment antérieur et horizontal, qu'elle rejette en dedans, elle s'est engagée par son extrémité fracturée à une profondeur de 2 centimètres environ dans les parties molles. L'angle postérieur, rejeté en dehors, a usé les tissus et se montre tout carié dans une étendue de 1 centimètre et demi environ. La plaie tégumentaire, qui communique avec l'intérieur de la bouche par un pertuis, fournit une quantité considérable de pus fétide, tachant le linge en noir.

Le même jour, à trois heures de l'après-midi, ayant constaté l'isolement complet de ce grand fragment postérieur du maxillaire droit, je le dégage antérieurement des tissus par un coup de ciseaux donné horizontalement. Postérieurement, je trace, sans rien intéresser d'important, avec un bistouri, une incision semi-lunaire à concavité antérieure d'environ 6 centimètres de longueur, qui prend au devant du milieu de l'oreille pour venir se terminer inférieurement au milieu de la plaie où l'os fait saillie ; puis, par un coup de pointe, détruisant la dernière bride qui retient le condyle dans la cavité articulaire, je retire sans peine la portion d'os dont les deux surfaces sont corrodées par la carie.

Le fragment libre resté dans la bouche a contracté des adhérences et conservé des rapports qui pourront le rendre encore utile dans l'acte de la mastication, surtout s'il s'établit, à droite comme à gauche, une bride cicatricielle résistante. Eschenbrenner est retourné le jour même chez lui, il a parcouru à pied un trajet de 25 kilomètres.

Le 6 de ce mois, le malade est revenu se présenter à moi. Il a le menton très-peu déformé; tout le bas de la figure est complétement désenflé; une petite fistule par où s'écoule un peu de sérosité fétide est restée au point occupé autrefois par la plaie première; elle est entretenue par une parcelle osseuse qui se détachera de la portion horizontale du maxillaire restée dans la bouche. Une bride cicatricielle s'est formée à droite comme à gauche, et Eschenbrenner utilise son fragment de mâchoire et les quelques dents qu'il supporte quand il s'agit de mastiquer.

La terminaison heureuse de cette fracture, qui semblait menacer les jours du blessé, soulève une question fort grave. Devrait-on encore proposer l'ablation totale du maxillaire inférieur à un malade qui se trouverait dans l'état où Eschenbrenner s'est présenté à moi en juillet 1852 ? Je suis tenté de résoudre cette question par l'affirmative (1).

Je dois à l'obligeance de M. le professeur Dolbeau l'observation suivante, qu'il a bien voulu me communiquer :

OBS. II. — *Fracture complète du maxillaire inférieur consécutive à une tentative d'extraction de la deuxième molaire inférieure gauche avec la clef de Garengeot.*

En 1860, un jeune garçon de dix-neuf ans, garçon épicier, vint à la consultation de l'hôpital Saint-Louis pour une fistule située sur la joue gauche, un peu au-dessus et en avant de l'angle de la mâchoire. C'était une fistule dentaire à pre-

(1) Ancelon (de Dieuze), *Bulletin de la Société de chirurgie*, t. V, 1854-1855, p. 174.

mière vue ; l'examen de la bouche démontra que la deuxième
dent molaire de la mâchoire inférieure du côté gauche était
profondément cariée, la plus grande partie de la couronne
avait disparu. J'ordonnai l'extraction de la dent, seul moyen
de guérir une fistule qui datait de plus de deux ans. Je continuai ma consultation, mais quelques instants après, je vis
arriver le malade accompagné de l'externe chargé de la consultation ; ce dernier avait l'air consterné ; quant au malade,
il tenait sa joue et crachait un peu de sang ; l'externe me
déclara que la mâchoire était fracturée. Je reçus cette déclaration avec doute, néanmoins j'examinai les choses et je pus
constater que la mâchoire était réellement fracturée. La
solution de continuité partait en avant de la dent cariée ; l'os
était fracturé à peu près verticalement sans déplacement bien
notable ; cependant l'angle de la mâchoire était plus saillant,
on sentait, du reste, la mobilité et la crépitation. La dent
malade restait à sa place. Je fis appliquer une fronde et j'engageai le malade à revenir, mais il ne s'est plus représenté.

L'auteur de cet accident a raconté le fait de la manière
suivante. Il s'est servi de la clef de Garengeot, le talon de
l'instrument reposait en dedans et le crochet en dehors ; au
moment ou l'opérateur tourna la clef, le malade se leva sur
sa chaise et ce fut en quelque sorte en l'air que se fit l'opération. On entendit l'os casser, et ce fut à grand'peine qu'on
put dégager l'instrument de dedans la bouche. Le malade
a déclaré n'avoir pas eu la syphilis et n'avoir jamais, dans son
traitement, employé le phosphore ni le mercure.

Obs. III. — M. le docteur Demarquay a eu occasion d'observer une fracture complète du maxillaire inférieur chez un
jeune homme d'une bonne santé, à la suite d'une tentative
d'extraction de la première grosse molaire inférieure droite
avec la clef de Garengeot. La fracture siégeait entre la première et la seconde grosse molaire. (*Communication orale.*)

Obs. IV. — *Double fracture du maxillaire inférieur produite par l'avulsion d'une dent avec la clef de Garengeot.*

Brenager (Pierre), âgé de trente-neuf ans, ouvrier, demeurant rue du Faubourg-Poissonnière, n° 191, entre à l'hôpital Lariboisière le 13 juillet 1858.

Cet homme est d'un tempérament sanguin et d'une excellente constitution. On ne trouve rien dans ses antécédents qui se rattache à la syphilis, à la scrofule ou au scorbut, rien qui puisse faire soupçonner l'existence d'une nécrose phosphorée.

Depuis plusieurs jours, ce malade souffrait des dents, lorsque, le 8 juillet 1858, il se fit arracher la troisième grosse molaire de la mâchoire inférieure (côté droit), qui était la cause de ses souffrances. Cette avulsion fut pratiquée, par un dentiste de la ville, avec la clef de Garengeot. Après cette opération, le malade continue à souffrir beaucoup et cesse de pouvoir manger, les mouvements de mastication étant extrêmement douloureux.

Le 13 juillet, le malade entre à l'hôpital Lariboisière, dans le service de M. Chassaignac, et l'on constate une double fracture du maxillaire inférieur. Ces deux fractures sont verticales et complètes : l'une siége au niveau de la dent arrachée ; le fragment postérieur est un peu porté en dehors ; il y a, en outre, de la mobilité anormale et de la crépitation. On constate l'existence d'une autre fracture verticale siégeant sur la mâchoire inférieure, entre l'incisive latérale gauche et la canine correspondante. Il n'y a pas de déplacement appréciable : les dents sont au même niveau, mais la mobilité anormale et la crépitation ne laissent aucun doute sur l'existence de cette fracture.

La douleur est très-forte, et elle augmente par les manœuvres qu'on emploie pour obtenir la crépitation. Les mouvements de la mastication sont très-douloureux, et le malade ne peut pas prendre d'aliments solides. Il existe un gonfle-

ment considérable de la joue droite et de la région sous-maxillaire correspondante; il existe aussi une salivation abondante.

On se contente d'appliquer une fronde pour obtenir l'immobilité.

Le malade est nourri avec des aliments liquides.

Le 24 juillet, il sort de l'hôpital. Le gonflement de la joue
a disparu en grande partie, mais les fractures ne sont nullement consolidées, et le malade ne peut encore prendre que
des aliments liquides (1).

2° LUXATION DE LA MACHOIRE.

Les faits de luxation de la mâchoire inférieure sont
rares : je n'ai pu en rencontrer que cinq observations.

On s'explique difficilement que cet accident ne soit pas
plus fréquent. Certaines personnes ont une mobilité
extrême de l'articulation temporo-maxillaire, et en ou-
vrant la bouche déterminent une semi-luxation de la mâchoire ; on comprend qu'une ouverture exagérée de la
bouche ou bien une pression très-forte sur le maxillaire
inférieur puissent déterminer cet accident.

Obs. I. — Lorsqu'on ouvre la bouche de quelqu'un pour lui
ôter une dent, il faut observer de ne pas trop éloigner la
mâchoire inférieure de la supérieure ; parce que négligeant
cette précaution, on s'expose à causer une luxation à cette
partie, comme il arriva à Angers à une religieuse de Sainte-
Catherine, suivant le rapport de la religieuse même et des
autres religieuses du même monastère. Le chirurgien en fut
si effrayé qu'il ne sut comment s'y prendre pour y remédier,
ce qui obligea d'avoir recours à un autre chirurgien plus
expérimenté que celui-là (2).

(1) Coulon, *Art dentaire*, t. II, p. 273.
(2) Fauchard, *le Chirurgien-Dentiste*, t. II, p. 169,

Obs. II. — Cet accident peut quelquefois ne pas dépendre
des efforts mal dirigés pendant l'opération, mais plutôt de
la disposition des parties, comme j'ai eu occasion de l'observer chez une femme âgée de cinquante à soixante ans ; elle
m'avait prévenu que la luxation de la mâchoire lui arrivait
au moindre effort pour ouvrir la bouche. A deux époques
différentes je lui ai fait l'extraction de plusieurs racines ;
chaque fois la mâchoire s'est luxée, et aussitôt je l'ai remise
en place sans grande difficulté (2).

Obs. III. — Harris a eu occasion, dans sa pratique person-
nelle, de rencontrer un cas de luxation de la mâchoire inférieure. Il s'agit d'une jeune fille de Virginie, âgée d'environ
dix-sept ans, chez laquelle la luxation se produisit dans une
tentative d'extraction de la première molaire inférieure
droite.

Les deux condyles étaient sortis de leurs cavités. La réduction ne présenta pas la moindre difficulté et l'opérateur
termina l'extraction de la dent en ayant soin de maintenir
fortement la mâchoire de la main gauche (3).

Obs. IV. — Relevé des malades traités dans la policlinique
de l'université de Breslau, du mois de novembre 1854 au
mois d'octobre 1866, par le docteur Gust. Joseph, médecin
en second. Luxation unilatérale droite du maxillaire inférieur, à la suite de l'extraction d'une molaire inférieure
droite (4).

Obs. V (recueillie en 1859 à l'hôpital de la Charité). — En
voulant arracher avec la clef la seconde molaire inférieure
droite, l'élève chargé des pansements externes détermine la
luxation du condyle de ce côté : la réduction se fit aisément,

(1) Duval, *Des accidents de l'extraction des dents*, p. 154.
(2) Harris, *Dental Surgery*, p. 448. Philadelphie, 1855.
(3) *Schmidt's Jahrb.*, XCV, p. 210.

et la mâchoire étant solidement fixée par les mains d'un aide, la dent put être extraite sans que la luxation se reproduisît (1).

3° LÉSION DES SINUS MAXILLAIRES.

L'os de la mâchoire supérieure est, comme on le sait, creusé d'une cavité connue sous le nom de sinus maxillaire qui affecte la forme d'une pyramide triangulaire à base dirigée en dehors, à sommet dirigé en dedans, et s'ouvre dans le méat moyen des fosses nasales. Son bord inférieur, la seule de ses parties qu'il nous importe ici de considérer, représente une sorte de rigole correspondant au fond des alvéoles des molaires : mais ce rapport se modifie suivant la longueur de ce bord, et les variations portent toujours sur la partie antérieure : en d'autres termes, le bord inférieur du sinus maxillaire correspond constamment aux alvéoles des grosses molaires, souvent à la deuxième petite molaire, rarement à la première, exceptionnellement à la dent canine. Souvent il arrive que le fond des alvéoles dépasse le bord et se loge en partie dans la paroi externe : lorsque les racines sont très-longues, leur sommet est quelquefois dépourvu de son enveloppe alvéolaire osseuse, et fait saillie dans le sinus, mais sans y être tout à fait à nu, car elles sont toujours recouvertes par la fibro-muqueuse fine et transparente qui tapisse ce dernier. La périostite des racines peut produire le même résultat en déterminant la résorption de la mince cloison qui les sépare du sinus.

Ces données anatomiques expliquent comment il peut se faire que l'extraction d'une molaire puisse être suivie

____

(1) Observation communiquée par le docteur Damaschino.

de la perforation de la cavité maxillaire, et cela sans fracture, sans délabrement aucun : il faut admettre cependant que dans ces cas, il y a déchirure de la membrane muqueuse du sinus, déchirure qui résulte probablement d'adhérences anormales provoquées par l'inflammation du périoste. La même disposition peut exister des deux côtés : M. Demarquay m'a dit avoir vu, chez la même personne, l'extraction simultanée de deux molaires correspondantes être suivie d'une perforation de l'un et de l'autre sinus. Cet accident n'est à craindre que chez les adultes, par suite de la disposition des dents de seconde dentition.

Quand le sinus est ouvert sans qu'il y ait de fracture, cet accident n'est en général accompagné d'aucune suite fâcheuse ; souvent, je l'ai vu se produire, et jamais la fistule n'a persisté.

C'est immédiatement après l'opération que le malade s'aperçoit de cet accident. Pendant les gargarismes, le liquide, pénétrant dans le sinus, est rejeté par les fosses nasales. Lorsqu'on fait une forte inspiration, l'air passant par l'ouverture étroite du fond de l'alvéole produit un gargouillement. Un stylet très-fin introduit par l'alvéole pénètre dans le sinus maxillaire.

Pendant quelques jours, il se fait par l'orifice fistuleux un écoulement assez abondant d'un liquide muco-purulent, d'un goût désagréable et d'une couleur vert porracé : cet écoulement se tarit ordinairement au bout de huit ou dix jours, et la fistule se ferme complétement.

La perforation du sinus maxillaire peut être la suite d'une fracture de l'alvéole, et se compliquer d'emphysème ; je n'ai cependant jamais eu occasion d'observer cet accident.

Obs. I. — Vidi honestissimum virum, cui cum unus dentium molarium priorum evulsus, alveolus vero hac chirurgia diffractus, et sic maxillaris sinus ex imo parte ad apertus esset, chirurgus, osteologiæ ignarus, quod specillum altius demittere potuerat, persuasit, fistulam esse, ad superiora penetrantem, et satius esse, hanc non curari cum ista jam os perroserit, videndum potius esse, ut materiæ semper exitus debetur. Immissis itaque per alveolum turundis, et hunc et novum quod in maxillarem sinum adapertum erat, foramen, callosum fecit meticulosus chirurgus, et, cum turunda muco, qui in pituitaria membrana secernitur, semper maderet, plus esse, ea fistula simulatum, pronunciavit ægrotantemque ad varia remedia adhibenda perduxit (1).

Obs. II. — Une dame, après s'être fait arracher plusieurs dents cariées, se fit enfin tirer la dent canine de la mâchoire supérieure, avec laquelle une portion de cette mâchoire fut emportée, de sorte qu'il y avait une ouverture au sinus par où se faisait un écoulement habituel d'une humeur séreuse. Cette dame, voulant elle-même découvrir l'origine de cet écoulement, porta dans l'ouverture un stylet d'argent, lequel entra profondément. Étonnée de cet événement, elle introduisit ensuite une petite plume dont elle avait ôté les barbes, et la poussa presque tout entière dans le sinus, quoiqu'elle eût plus de six travers de doigt de longueur, ce qui l'épouvanta beaucoup, croyant l'avoir portée jusqu'au cerveau. Highmoor, consulté par cette dame, la rassura, en lui faisant voir, après avoir réfléchi sur les circonstances de ce fait, que le corps de la plume s'était tourné en spirale dans la cavité du sinus, et il lui conseilla de supporter patiemment son incommodité (2).

Obs. III. — Un dentiste de Londres, n'ayant pu ôter du premier coup la dernière dent molaire droite de la mâchoire

(1) Platner, prolusio VI, *De anatome subtiliori*, p. 45.

(2) Bordenave, *Précis d'observations sur les maladies du sinus maxillaire*, in *Mémoires de l'Académie royale de chirurgie*, t. IV, p. 332.

supérieure, malgré toute la force qu'il employa, essaya de
nouveau avec un autre instrument, et, par un effort aussi
rapide que violent, il emporta la dent malade avec une portion de l'os maxillaire et les trois molaires voisines qui y
étaient adhérentes. La fracture du sinus maxillaire et la déchirure de ses membranes produisirent à leur tour, dans la
partie même, une irritation, une douleur et une inflammation qui s'étendirent à la gorge, au point que le malade ne
pouvait avaler. Les saignées et les boissons furent employées
pour dissiper ces accidents, et, ce qui étonnera peut-être, la
plaie se guérit assez promptement (1).

Obs. IV. — Mon collègue Thillaye a été dernièrement consulté pour un malade à qui, en ôtant la dernière molaire supérieure du côté gauche, on avait emporté une partie de l'arcade dentaire et la paroi inférieure du sinus maxillaire; il en
était résulté une hémorrhagie, du gonflement, et une communication immédiate entre la bouche et cette cavité qui est
un prolongement des narines. J'ai vu la dent : elle était saine
et entourée d'une grande portion de l'arcade dentaire. Celui
qui avait été si maltraité entama une action judiciaire contre
son prétendu dentiste; la terminaison ne pouvait manquer
de lui être favorable, celui-ci n'avait aucun titre légal ni
aucune qualité (2).

Il peut se faire qu'un opérateur maladroit, voulant arracher une dent avec le pied de biche ou la langue de
carpe, fasse par une secousse violente pénétrer la racine
dans le sinus. Nous en rapportons un cas emprunté à Fauchard.

Obs. V.— Pour faire sentir combien il est important de ne se
fier, dans les cas de conséquence, qu'à des personnes expéri-

(1) Berdmore, *A Treatise on the discorders and deformities on the veeth
and gums*. London, 1770, p. 114.
(2) Duval, *Mémoire cité*, p. 32.

mentées, je rapporterai ici l'état fâcheux dans lequel se trouva, en 1720, M. Henri Amariton, fils de M. Amariton, écuyer, seigneur de Beaurecouil, paroisse de Nonette, sur la rivière d'Allier, près la ville d'Issoire en la Limagne d'Auvergne, pour s'être mis entre les mains d'un charlatan. Il s'agissait d'une dent canine qui l'incommodait beaucoup par son volume et par sa situation. Elle était située sur la surface inférieure de la première petite molaire du côté droit de la mâchoire supérieure, et elle inclinait considérablement vers le palais. L'embarras et la peine que cette dent causait à ce Monsieur le déterminèrent à se la faire ôter, et, dans cette résolution, au commencement du carême de la même année, il se mit entre les mains du nommé Roche, opérateur, demeurant audit Nonette, qui le plaça de la manière qu'il jugea le plus convenable ; ensuite il appliqua une clef percée sur la couronne de la dent, puis il frappa à grands coups avec une pierre sur cette clef ; par cette manœuvre, il enfonça la dent presque de travers dans le sinus maxillaire supérieur de ce même côté, de manière qu'on ne la voyait plus. Lorsque cette dent eut ainsi disparu, cet empirique assura les assistants que le malade l'avait avalé ; cela paraissait assez vraisemblable, puisqu'on avait cherché cette dent sans pouvoir la trouver. Quelque temps après le malade dont il s'agit sentit une douleur assez grande en cet endroit, ce qui l'obligea d'envoyer quérir M. Duverson, médecin, lequel trouva une petite tumeur dure, sans inflammation, qui s'était manifestée sur la joue, près du nez, et ayant examiné le dedans de sa bouche, il aperçut trois trous fistuleux très-petits qui donnaient passage à une humeur séreuse très-fétide ; quelque temps après, il se fit deux autres petits trous fistuleux sur la tumeur. Plusieurs consultations furent faites à ce sujet par les chirurgiens de la ville de Clermont, où le malade s'était transporté, et à Paris, par MM. Arnault et Petit. Ces derniers ayant examiné le mémoire qui contenait le détail de la maladie, reconnurent qu'elle était assez considérable pour être traitée dans les formes. Ils donnèrent leur sentiment, lequel fut envoyé à Clermont ; les chirurgiens de cette ville n'ayant pas entrepris la cure, soit que le cas leur parût trop difficile, ou qu'on n'eût pas assez de confiance en eux, le malade, dans le mois de juillet de la même année, vint à Paris; il eut recours aux mêmes MM. Arnault et Petit. Ces deux chirurgiens tirèrent bientôt le malade d'affaire. Au bout de douze jours de pansement, M. Petit tira la dent heureusement, ce qu'il exécuta par une incision qu'il avait été obligé de faire à la tumeur, qu'il jugea occasionnée par l'extrémité de la racine de la dent. Ayant découvert cette racine, il la saisit avec les pinces droites et tira la dent entière. Enfin, peu de jours après le malade fut guéri par les remèdes ordinaires, sans qu'il ait le visage difforme en aucune manière; à peine peut-on connaître qu'on lui ait fait une incision. Cette observation m'a été communiquée par M. Amariton du Plaisir, parent de M. Amariton de Beaurecouil, auquel le cas que je viens de rapporter est arrivé, et elle m'a été confirmée par M. Petit (1).

Divers auteurs recommandent dans les cas de perforation du sinus d'obturer l'alvéole, soit avec un amalgame métallique, une feuille d'étain ou de plomb, soit avec un bouchon de charpie ou d'ouate. Je crois que c'est là un mauvais procédé ; pour éviter l'introduction de parcelles alimentaires dans la cavité maxillaire, on pourra placer dans l'alvéole une boulette de coton, mais on aura soin de l'ôter après le repas.

Si la fistule avait de la tendance à persister, il serait bon d'introduire dans le trajet l'extrémité effilée d'un crayon de nitrate d'argent, ou bien faire une injection iodée, que l'on aurait soin de ne pas pousser avec trop de force. On pourrait aussi cautériser le pertuis fistuleux avec un petit cautère électrique.

(1) Fauchard, *le Chirurgien dentiste*, t. I, chap. **xxx**, p. 350.

C. Accidents intéressant les parties molles.

1° DÉCHIRURE ET DÉCOLLEMENT DE LA GENCIVE.

La gencive, on le sait, appartient à la classe des fibro-muqueuses. Se continuant à la mâchoire supérieure avec la muqueuse qui tapisse la voûte palatine, à la mâchoire inférieure avec celle du plancher de la bouche, elle se confond par sa face profonde avec le périoste qui revêt le bord alvéolaire du maxillaire. Elle fournit des prolongements importants qui pénètrent dans l'alvéole, pour constituer le périoste alvéolo-dentaire; puis se réfléchissant sans y adhérer, sur toute la portion de la racine qui déborde l'alvéole, elle se prolonge sur la dent, jusqu'à son collet, pour y former une espèce d'anneau résistant, moins adhérent à la dent qu'au maxillaire.

A la partie postérieure de la bouche, et c'est un point sur lequel nous devons insister, la muqueuse se réfléchit derrière la tubérosité maxillaire, en arrière de la dent de sagesse, pour venir tapisser le maxillaire inférieur. Elle forme là une espèce de repli, de calotte très-résistante doublée d'un tissu cellulaire abondant.

Connaissant ces dispositions anatomiques, on comprend que la déchirure de la gencive puisse souvent compliquer l'extraction des dents. Dans les cas où la gencive est fortement adhérente au collet, quel que soit le procédé que l'on emploie, on enlève avec la dent l'anneau gingival qui lui correspond, et qui forme alors comme une sorte de liséré au-dessous du collet.

S'il y a rupture du rebord alvéolaire, il y a en même

temps déchirure ou décollement de la gencive, d'autant plus grands que la fracture est plus étendue. Mais cependant, l'esquille osseuse détachée peut être très-petite, et la déchirure de la gencive considérable : c'est ce qui arrive par exemple quand ce fragment adhère à la dent, maintenue par l'instrument, et que le malade en se débattant, fait un mouvement violent de la tête ou saisit les mains de l'opérateur. Cet accident est, on le conçoit, plus fréquent quand on fait usage de la clef ou des instruments appartenant à ce genre de levier, comme le pélican. Il n'est guère à craindre avec la pince ou le davier.

Lorsque l'extraction de la dent avec la clef exige beaucoup de force, la gencive se trouvant prise entre le panneton d'une part, et l'os de l'autre, est contusionnée, écrasée ; dans ce mouvement de renversement de la dent, le panneton, qui portait d'abord par toute sa surface, arrive, s'il est fixe, à ne plus porter que sur son bord : il se produit alors une déchirure de la gencive, une plaie contuse à bords irrégulièrement mâchonnés et noirâtres, ecchymosés.

Avec le levier ou le pied-de-biche, soit inhabileté de l'opérateur, soit indocilité du malade, l'instrument peut glisser, labourer et déchirer la voûte palatine, la joue ou la gencive.

Enfin, un opérateur maladroit peut pincer le tissu gingival entre les mors de son instrument, et l'arracher en enlevant la dent.

Lorsque la plaie de la gencive est peu étendue, elle n'est d'ordinaire suivie d'aucun accident; mais si le rebord alvéolaire est dénudé sur une surface assez considérable,

on observe quelquefois la nécrose de cette portion mise
à nu; le plus souvent, toutefois, l'os bourgeonne et se
recouvre d'un tissu cicatriciel très-adhérent, comme on
le voit, par exemple, dans les plaies des os du crâne.

Rarement ces déchirures se compliquent d'hémorrhagies, du moins lorsqu'elles ne sont pas accompagnées
d'une fracture de l'alvéole. J'ai vu quelquefois ces bles-
sures de la joue donner lieu à la production d'ecchymoses considérables. Il faut ajouter que, comme toutes
les plaies de l'intérieur de la bouche, les déchirures de la
gencive guérissent rapidement.

Toutes les fois que le lambeau pourra être immédiatement remis en place, s'il a conservé des adhérences suffisantes pour sa nutrition et surtout s'il n'est pas trop
mobile, on devra rapprocher les parties et les maintenir
quelque temps en contact avec le doigt ; il se forme alors
entre les lèvres de la plaie un caillot suffisant pour les
empêcher de s'écarter. J'ai ainsi obtenu le recollement
de déchirures fort étendues.

Si le lambeau n'adhérait plus que par un pédicule très-
étroit, il faudrait, si l'on ne pouvait le maintenir en place,
l'exciser immédiatement.

La muqueuse est très-adhérente au tissu spongieux de
la tubérosité maxillaire ; aussi est-il fréquent de voir la
fracture de celle-ci compliquée d'une déchirure très-
étendue de la gencive et même de la muqueuse palatine.
Dans ce cas, si l'on éprouve quelques difficultés à enlever la dent avec le fragment, il ne faut pas chercher à
la retirer avec une pince, ce qui pourrait augmenter le
décollement ; mais on doit exciser immédiatement le lambeau gencival le plus près possible de la dent,

En parlant de la disposition anatomique de la gencive, nous avons indiqué comment elle se refléchit en arrière de la dent de sagesse, en se portant d'une mâchoire à l'autre ; nous avons dit qu'elle est en ce point doublée d'un tissu cellulaire dont la résistance est moindre que celle de la gencive. Dans les cas d'éruption difficile de la dent de sagesse inférieure, celle-ci, serrée entre la branche montante du maxillaire et les dents antérieures, se trouve revêtue par la gencive indurée formant une espèce de calotte. Dans les tentatives d'extraction, il arrive souvent que cette calotte résiste, et la dent sortie de son alvéole va se loger dans le tissu cellulaire, qui seul se déchire ; elle devient alors la cause de violents phénomènes inflammatoires.

Obs. I. — Au mois de juin 1868, une jeune femme me fut adressée, par le docteur Martineau, pour des accidents inflammatoires intenses de l'arrière-bouche. La malade me raconta que, souffrant de maux de dents, elle était allée trouver un dentiste qui tenta d'extraire la dernière molaire gauche, cause présumée du mal. Après des tentatives répétées pendant un quart d'heure, au dire de la malade, il fut obligé d'abandonner l'opération. Depuis dix jours, cette femme souffre horriblement, elle ne dort plus, c'est à peine si elle peut prendre des aliments. Elle est allée consulter M. le docteur Martineau qui me l'a adressée. En examinant l'arrière-bouche, je trouve une tuméfaction considérable en arrière de la dent de sagesse ; la muqueuse porte des traces de contusions violentes, elle est lacérée en plusieurs endroits, sphacélée en d'autres, d'un rouge intense, livide même ; la rougeur s'étend à la moitié gauche du voile du palais. La bouche exhale une odeur fétide. En explorant avec un stylet, je fus fort étonné de ne plus trouver la dent. Portant le doigt dans l'arrière-bouche, je sentis en arrière, le long de la branche mon tante du maxillaire, une tumeur arrondie, mobile, se déplaçant facilement ; introduisant un stylet par une des déchirures faites à la muqueuse, je rencontrai un corps dur, lisse, et qui n'était autre que la dent. Je débridai alors largement et, introduisant par l'ouverture une pince à mors effilés, je parvins à saisir cette dent, et à l'amener au dehors.

En pareil cas, la conduite à tenir consiste à découvrir la dent, soit en faisant une incision cruciale, soit en excisant une portion de la gencive : sans cela, il est souvent fort difficile d'aller chercher la dent, qui glisse chaque fois qu'on la veut saisir.

Il vaut encore mieux faire le débridement avant de tenter l'extraction, si l'on peut craindre un accident semblable.

2° CONTUSIONS ET BLESSURES DES LÈVRES, DES JOUES ET DE LA LANGUE.

Soit manque d'habitude, soit précipitation de l'opérateur, la muqueuse des joues et de la lèvre peut se trouver prise entre les mors de l'instrument, et pincée ou déchirée. Cette lésion est souvent accompagnée de douleurs vives, d'inflammation, et d'une ecchymose considérable.

Obs. I.—Un monsieur, retenu dans le lit pour cause de maladie, fut de plus attaqué d'une vive douleur de dent. Il envoya chercher un dentiste pour se faire arracher la dent douloureuse. Ce dentiste, en saisissant la dent avec son davier, prit en même temps une portion de la joue, qu'il déchira en ôtant la dent. On juge aisément quelle angoisse fit une telle opération au malade, qui ne pouvait présumer d'où cette douleur aiguë pouvait provenir, ne s'imaginant pas être victime d'une maladresse si grande et aussi meurtrière. Bien loin de trouver quelque soulagement et du repos à la suite de l'opération qu'il venait de se faire faire, ses souffrances ne firent au contraire qu'augmenter. Quelques jours après, je fus appelé pour voir ce malade, chez qui je trouvai une plaie tout ulcérée occupant une grande portion de la partie interne de la joue. Après avoir pris connaissance des causes de cette maladie, j'observai que cette plaie était entretenue par la présence de deux dents qui, par leur situation, devenaient un obstacle à la guérison. Je conseillai d'en faire le sacrifice, représentant que, tant que ces deux dents resteraient dans la bouche et qu'elles se trouveraient comme logées dans la plaie, eu égard à leur situation, on ne parviendrait qu'avec beaucoup de difficulté à la cure de cet ulcère. Les deux dents étant ôtées, la plaie guérit comme d'elle-même; car je ne fis usage pour gargarismes que d'eau et de miel rosat pendant une huitaine de jours. A ce gargarisme je fis succéder celui d'eau et de vin chaud ; la nature opéra le reste (1).

Dans certains procédés opératoires, la lèvre, se trouvant prise entre la tige ou les mors de l'instrument et le maxillaire, peut être violemment contusionnée. Enfin, dans une échappée, l'instrument, violemment poussé, peut venir déchirer les lèvres, la joue ou la langue. C'est ainsi que Courtois a vu, dans un cas, la joue traversée de part en part, et, dans un autre, l'artère ranine ouverte. Nous rapportons ces deux observations.

Obs. II. — *Perforation de la joue avec un pied-de-biche.*

Un jeune paysan du village où demeurait le chirurgien qui m'a raconté le fait dont je fais mention, vint trouver ce chirurgien la veille du jour de son mariage pour se faire ôter une

(1) Courtois, *ouvrage cité*, p. 244.

dent double, dont il était non-seulement trés-gêné, mais même défiguré. D'après ces motifs et les avis de plusieurs personnes, sans omettre celui de la future qui, à elle seule, contribuait le plus à la résolution que ce jeune paysan prit de se faire ôter sa dent, il s'abandonne à la discrétion du chirurgien qui, n'ayant d'autre instrument que le pied-de-biche pour faire cette opération, s'en servit d'une manière si maladroite et si malheureuse, que ne pensant pas à se rendre maître de l'effet de son instrument dans l'effort qu'il employait pour emporter la dent, le repoussoir glisse de dessus la dent qu'il laisse à sa place et vient percer de part en part la joue du côté opposé où il opérait. Si quelqu'un fut dans l'embarras après cet accident, ce fut sans contredit le chirurgien qui eut beaucoup de peine à retirer son pied-de-biche, parce qu'ayant un crochet recourbé il présentait alors plus de surface pour ressortir de la plaie qu'il avait faite à la joue, qu'il n'en offrait en y entrant, et si quelqu'un fut à plaindre, ce fut le paysan, sur qui l'accident arriva; accident d'autant plus malheureux qu'il retardait pour plusieurs jours la jouissance du moment peut-être désiré depuis longtemps par les deux époux. Je crois, sans vouloir pousser la morale trop loin, que tel qui lira cette histoire, n'eût pas été plus contrarié que le malheureux paysan, ni moins impatient que lui pour le rétablissement d'une prompte guérison, afin de se dédommager du retard et de l'obstacle qu'avait mis cet accident à un bonheur de bien peu de durée, et souvent bien chimérique (1).

OBS. III. — *Blessure de l'artère ranine avec un repoussoir.*

Un paysan des environs de Paris s'adressa au chirurgien de son village pour se faire arracher un chicot ou racine de la première petite molaire à la mâchoire inférieure sur laquelle était une petite fistule qui suintait de temps en

(1) Courtois, *le Dentiste observateur*, 1775, p. 327.

temps, et lui donnait de plus des fluxions; le chirurgien à qui ce paysan eut affaire se servit du repoussoir pour emporter ce chicot; mais il dirigea si mal son repoussoir qu'en faisant effort pour faire sortir ce chicot de son alvéole, l'instrument poussé avec violence vint percer l'artère sub-linguale.

Le sang qui coulait ne permit pas au chirurgien de voir toute l'étendue de l'accident qui venait d'arriver; il se contenta de faire rincer la bouche du malade avec l'eau et le vinaigre pendant quelques instants; étant bien persuadé que le sang ne venait que de la plaie que formait le chicot arraché, il renvoya cet homme en l'assurant que cette quantité de sang serait de courte durée; mais il se trompait dans son pronostic, ou pour mieux dire il était abusé par l'ignorance où il était d'avoir ouvert l'artère ranine.

Ce paysan voyant que le sang abondait toujours prit le parti d'aller retrouver le chirurgien; celui-ci qui ne pouvait comprendre que d'un chicot arraché il en résultât une si grande quantité de sang, lui conseilla prudemment de venir à Paris, où il trouverait un secours plus prompt et plus assuré; cet homme s'adressa à moi. Ayant examiné sa bouche, il ne me fut pas difficile de reconnaître que l'hémorrhagie ne provenait pas de l'endroit où était le chicot; il paraissait d'ailleurs d'une parfaite constitution. Je voyais que le sang venait de dessous la langue, que je lui fis lever afin de reconnaître plus distinctement l'endroit d'où il sortait. Je vis alors le déchirement qu'avait fait le repoussoir; n'ayant d'autre ressource pour arrêter cette hémorrhagie que la ligature, je ne m'occupai qu'à la pratiquer sur-le-champ; la situation et les mouvements involontaires de la langue me fournirent beaucoup plus de difficultés avant d'y parvenir. Je fus obligé, pour y pouvoir faire cette ligature, de me servir de petites pinces avec lesquelles je pris la langue, et me la faisant assujettir par un aide, je vins à bout de l'opération. Le sang cessa de couler à l'instant même. Cet homme s'en retourna dans son village, après lui avoir recommandé de parler le moins qu'il lui serait possible , et de me revenir trouver le lendemain ; mais ce bon paysan voyant que son sang ne coulait plus et que conséquemment il n'avait plus besoin de moi, ne revint à Paris que lorsque l'occasion l'y obligea, et vint alors me voir et me remercier de bon cœur d'avoir mis fin à une maladie qui lui devenait d'autant plus pernicieuse qu'elle arrivait dans un temps où il avait beaucoup à faire pour la récolte de la campagne (1).

3° EMPHYSÈME.

Il est un accident fort rare et dont je n'ai été témoin qu'une seule fois, je veux parler de l'emphysème de la face. Si l'on considère combien sont fréquentes les fractures du bord alvéolaire et la facilité avec laquelle la paroi du sinus maxillaire peut être brisée dans l'extraction des dents, on est étonné que cet accident ne soit pas plus fréquent. Je n'ai trouvé aucune observation dans laquelle cette complication soit signalée.

Le fait que je vais citer est d'autant plus curieux qu'il a eu pour cause l'avulsion d'une dent inférieure.

OBS. — *Extraction d'une petite molaire inférieure ; emphysème consécutif.*

En 1862, mademoiselle X... âgée d'environ douze ans, me fut amenée par sa mère pour une déviation des dents déterminée par le peu de développement de l'arcade dentaire inférieure. Je proposai d'enlever la première petite molaire inférieure gauche cariée afin de dégager la canine et de lui permettre de se placer régulièrement. L'opération acceptée ne présenta aucune difficulté, et la dent fut enlevée avec un davier, non sans cris de la patiente ; immédiatement après,

(1) Courtois, *ouvrage cité*, p. 303.

je passai dans une pièce voisine. Lorsque je revins dans mon cabinet au bout de quatre à cinq minutes, madame X... me dit que sa fille avait une fluxion. J'examinai la petite fille, et je constatai une augmentation considérable de volume de la joue gauche qui était tendue et comme luisante, mais sans changement de couleur à la peau. La tuméfaction avait pour limites en haut le rebord orbitaire inférieur ; en arrière l'angle de la mâchoire ; en bas le bord inférieur du maxillaire inférieur, en avant le sillon naso-labial. En pressant on ne déterminait aucune douleur, mais on sentait la crépitation caractéristique de l'emphysème. J'examinai alors avec soin l'intérieur de la bouche : il n'y avait aucune fracture du sinus alvéolaire. aucune contusion de la gencive, et c'est en vain que je cherchai la porte d'entrée de l'emphysème. Je rassurai la mère et la priai de vouloir bien me ramener la jeune fille le lendemain. Le lendemain, le gonflement avait diminué, il n'y avait aucun symptôme inflammatoire. Mon excellent maître, le docteur Monod, qui se trouvait chez moi, et qui connaissait la malade, put constater les phénomènes que j'ai relatés plus haut. Au bout de huit jours, je revis mademoiselle X... : toute trace d'enphysème avait complétement disparu.

Les chirurgiens militaires ont quelquefois occasion de constater l'emphysème provoqué, et les médecins des maisons de détention voient souvent se présenter à l'infirmerie des malades atteints d'un emphysème considérable de la face. Le procédé employé consiste à piquer la muqueuse buccale avec une aiguille et à pousser fortement l'air en fermant le nez et la bouche. On oblige ainsi l'air à pénétrer dans le tissu cellulaire.

Dans un cas observé par M. Maisonneuve chez un jeune malade, le mode de production de l'emphysème avait été le même. Ce jeune homme s'était piqué la muqueuse des joues avec une plume métallique, et sans faire attention à cette lésion s'était amusé à sonner du cor.

Je crois que c'est par un mécanisme semblable que l'emphysème s'est produit dans le cas que j'ai rapporté, La muqueuse aura été éraillée par les mors de la pince ou par les bords irréguliers et tranchants de la dent cariée, et l'air poussé violemment pendant les cris aura passé dans le tissu cellulaire.

D. Accidents consécutifs.

1° DES HÉMORRHAGIES.

L'extraction des dents est toujours suivie d'une perte de sang, occasionnée par la rupture des vaisseaux dentaires et la déchirure de la gencive. Le plus souvent, l'écoulement sanguin cesse bientôt, à moins que le caillot qui se forme dans l'alvéole et l'obture ne soit enlevé par des lavages ou par des mouvements de succion répétés. Dans certains cas cependant, cet écoulement sanguin continue et prend les proportions d'une véritable hémorrhagie, laquelle persiste malgré l'emploi des moyens les plus énergiques, la ligature même de la carotide, et que l'on a vu entraîner la mort du malade.

Ces pertes de sang peuvent tenir à des causes nombreuses, parmi lesquelles les prédispositions individuelles jouent un rôle important. Plus fréquentes chez les femmes que chez les hommes, elles sont excessivement rares chez les enfants.

On les observe surtout chez les sujets dont la composition du liquide sanguin est altérée, soit par diminution de l'élément plastique du sang (scorbut, purpura, typhus et affections à forme typhoïde) ou par l'augmentation de la quantité d'eau contenue dans le sérum avec diminution des globules rouges (anémies de causes diverses) ; soit au contraire par l'augmentation des globules rouges (état pléthorique) qui détermine une suractivité fonctionnelle de l'appareil vasculaire, et par conséquent prédispose à la perte sanguine.

Les hémorrhagies sont surtout fréquentes chez les sujets qui présentent cette curieuse affection connue sous le nom d'hémophilie, et chez lesquels la cause la plus légère peut donner lieu à de graves pertes de sang ; ainsi, dans son Mémoire sur l'hémophilie, Grandidier cite douze cas de mort par hémorrhagie, survenue à la suite de l'extraction d'une dent (1).

Voici plusieurs observations dans lesquelles la mort a été déterminée par cette cause.

Obs. I. — *Hémorrhagie consécutive à l'extraction d'une dent. — Ligature de la carotide primitive. — Mort.*

Joseph Lancton, étant encore enfant, eut une dent extraite. L'opération fut suivie d'une hémorrhagie qui ne cessa qu'au bout de vingt et un jours. A cette époque, on avait déjà remarqué que chez lui une coupure ou un coup étaient accompagnés d'une perte de sang beaucoup plus abondante qu'elle ne l'eût été chez tout autre, et plus difficile à arrêter. Dans l'été de 1814, étant âgé de vingt-six ans, il reçut au front une blessure qui provoqua une hémorrhagie rebelle à la compression et aux styptiques. M. Gatcombe, appelé, lia les deux bouts du vaisseau, mais le sang repartit au-dessous de la ligature ; ce chirurgien observa que les parois de l'artère étaient très-minces, ressemblant plus à une veine qu'à une artère. L'hé-

____

(1) *Schmidt's Jahrbücher*, CXVII, p. 329, 1863.

morrhagie fut arrêtée par l'application de la potasse pure qu
produisit une gangrène des parties molles et même l'exfoliation d'une petite portion d'os.

Au printemps de 1816, J. L... souffrit beaucoup de la
carie d'une seconde molaire supérieure du côté gauche.
Craignant que l'extraction de celte dent ne déterminât une
hémorrhagie, comme cela était advenu une première fois, il
attendit longtemps avant de se décider à l'opération. Cependant, comme il continuait à souffrir, il se fit enlever sa
dent le 30 juin.

L'opération fut faite sans lésion aucune du maxillaire. On
trouva seulement à la racine de la dent un abcès ne communiquant pas avec le sinus maxillaire.

Une hémorrhagie abondante se manifesta immédiatement
par l'alvéole. Le 1ᵉʳ juillet au soir, je fus appelé auprès du
malade dont l'hémorrhagie persistait. J'appliquai, sans succès, la cautérisation au fond de l'alvéole avec le nitrate d'argent, et le tamponnement de l'alvéole avec une éponge trempée dans une solution de vitriol bleu accompagné d'applications froides maintenues en permanence sur la face. Ce traitement parut arrêter le saignement, mais il revint peu d'heures
après. Le lendemain matin il était encore abondant et continua toute la journée, quoique l'alvéole fût tamponné avec
le plus grand soin.

Le matin du 4 juillet, M. Brodie consulté, applique, mais
sans succès, le cautère actuel : deux autres applications du
cautère n'eurent pas un résultat plus heureux. La cautérisation donna issue à une grande quantité de pus qui parut sortir du sinus maxillaire.

Le lendemain, 5 juillet, le sang coulait toujours et le malade qui, jusque-là, n'avait pas paru affaibli, devint, à partir
de ce moment, abattu et prostré. La situation était très-
alarmante, une nouvelle tentative pour arrêter l'hémorrhagie
était indispensable.

Le vaisseau qui fournissait le sang ne pouvait pas être atteint directement ; le seul sur lequel il fût possible d'appli-

quer une ligature était le tronc de la carotide, et comme d'un
côté la ligature de cette artère ne paraît présenter aucun
danger particulier et que, d'un autre côté, la continuation
de l'hémorrhagie pouvait avoir les conséquences les plus
funestes, on décida la ligature de la carotide.

M. Brodie fit l'opération à dix heures du soir environ. Les
ligatures amenant la guérison, non-seulement des anévrysmes
ordinaires, mais encore des anévrysmes diffus qui consistent
en une dilatation anévrysmatique des petites artères, nous
espérions que l'hémorrhagie serait arrêtée. Nous fûmes dés-
appointés, l'hémorrhagie persista. La plaie faite par l'opération saigna très-peu d'abord, mais quelques minutes après
une abondante hémorrhagie en masse se fit par toute sa surface sans qu'il fût possible de voir par quel vaisseau le sang
s'écoulait. La glace parut d'abord amener de bons effets,
mais le sang partit de nouveau et le malade succomba à
cinq heures du matin, le dimanche 7 juillet, une semaine après
l'extraction. A l'autopsie, la carotide primitive parut avoir sa
structure normale; on observa seulement sur la tunique interne des dépôts blancs opaques semblables à ceux qui précèdent l'ossification. Les tuniques de la temporale et des
autres branches de la carotide externe étaient plus minces
qu'à l'état normal et presque transparentes (1).

Obs. II. — Extraction d'une dent chez un hémophile. —
Mort. — Autopsie.

Le 8 mai 1864, à une heure et demie, L. K...., âgé de
vingt et un ans, tailleur, se présenta à la consultation de la
clinique du docteur Uhdes, pour se faire arracher la troisième
molaire inférieure gauche qui était cariée, et depuis plusieurs jours le siége de violentes douleurs. L'opération fut
très-facile, les douleurs cessèrent immédiatement. L'hémor-

____

(1) Blagden, *London Medico-Chirurgical Transactions*, 1817, t. VIII,
p. 224.

rhagie fut modérée, plus abondante cependant qu'elle ne l'est d'ordinaire après l'extraction d'une dent; le malade dut prendre dans la bouche de l'eau froide avec de l'alun pour l'arrêter. Il rapporte que la moindre blessure chez lui saigne très-longtemps. Son père et son frère présentent la même particularité. Cet individu est du reste bien bâti, visage pâle, teint frais, cheveux blonds, yeux bleus, muqueuses pâles. Il affirme s'être toujours bien porté.

Il quitte l'hôpital à six heures du soir; l'hémorrhagie est à peu près arrêtée, la salive est seulement encore un peu colorée en rouge.

Le lendemain matin, à six heures, le malade est amené en voiture à la clinique chirurgicale. Les personnes qui l'accompagnent racontent qu'aucune hémorrhagie ne paraît s'être faite la veille de six heures à dix heures, mais qu'à partir de dix heures le malade n'a cessé de perdre du sang. Il est exsangue, le visage pâle, les extrémités froides, le pouls à peine sensible; il a des vomissements, du hoquet, le regard éteint et fixe; il lui est impossible de marcher ou de se tenir debout, il ne peut dire que quelques mots; l'hémorrhagie par l'alvéole est considérable.

Le malade fut immédiatement couché; on enleva les caillots qui étaient dans la bouche, l'alvéole fut tamponné avec de l'ouate, recouverte d'alun et de tannin; l'hémorrhagie ne s'arrêta cependant que lorsqu'on eut appliqué par dessus ce tampon un morceau de liége taillé en coin. On ne put se servir de la dent comme d'un tampon, le malade l'avait perdue. On fit prendre au malade du bouillon, du café, du vin, il se releva rapidement et quatre jours après, le 11 mai, l'hémorrhagie ne s'étant plus reproduite, il quitta l'hôpital.

Mais le lendemain soir, 12 mai, à dix heures, il se représenta à l'hôpital; il avait le matin enlevé le tampon et une hémorrhagie abondante était réapparue. On tamponna à nouveau, mais inutilement; le perchlorure de fer même fut sans effet. On introduisit dans l'alvéole un petit morceau de nitrate d'argent maintenu en place par un cône de liége ; à l'intérieur élixir acide de Haller ; défense de prendre aucune boisson ou aucun aliment chaud ; l'hémorrhagie ne s'arrêta pas, on dut recourir à la cautérisation au fer rouge, et l'hémorrhagie ne s'arrêta qu'après plusieurs cautérisations répétées et suivies de tamponnement. Pouls presque insensible, 132 pulsations par minute, extrémités froides, température axillaire, 32°,76 ; respirations, 36. Prescription, bouillon, lait, café, vin.

Le 14 mai, les forces du malade étaient un peu revenues, l'hémorrhagie s'arrêta. Il avait eu trois fois des selles sanglantes et des vomissements de sang. Pouls très-faible, 132 ; température, 33°,4 ; respirations, 36. A l'intérieur, potion à l'acétate de fer.

Le 15 mai, les forces du malade reviennent. Pouls, 120 ; température, 34 degrés ; respirations, 24.

Le 19 mai, malgré toutes les recommandations qui lui avaient été faites, le malade enleva son tampon, l'hémorrhagie réapparut avec la même intensité, et l'on ne parvint à l'arrêter qu'au bout de six heures, par les cautérisations au fer rouge et le tamponnement. Cette hémorrhagie avait fait perdre au malade toutes les forces qu'il avait récupérées ; il ne se releva pas. Pouls à peine perceptible ; température, 33 degrés ; extrémités froides, œdématiées ; visage pâle, regard fixe et éteint, respiration toujours plus ralentie, râles trachéaux. La mort arrive le 24 mai, à six heures.

Autopsie faite dix-huit heures après la mort. Le corps est un peu amaigri, infiltré ; rigidité cadavérique peu considérable ; à peine quelques taches cadavériques sur le dos.

Le cerveau paraît blanc, la substance grise se distingue à peine de la substance blanche ; le sinus et les plexus choroïdes ne renferment à peu près pas de sang ; dans le ventricule, il n'y a que très-peu de liquide céphalo-rachidien.

En sciant la mâchoire, à la place de la dent enlevée, on ne trouva rien d'anormal.

Les poumons présentaient de nombreuses adhérences, peu solides, avec la plèvre pariétale, le diaphragme et le péricarde, en les coupant, il s'écoule un liquide aqueux et sanguinolent. Sur la bronche gauche se trouve une glande bronchique du volume d'une noisette et calcifiée.

Le péricarde est épaissi et adhérent à la face antérieure du cœur par une masse gélatineuse; il ne renferme que très-peu de liquide. Le cœur paraît plus volumineux qu'à l'état normal et est très-pâle; au microscope on trouve une dégénérescence graisseuse de ses fibres musculaires. Dans les ventricules, peu de sang coagulé. Dans les oreillettes et sur les valvules, rien d'anormal. Les parois des vaisseaux se présentèrent par place comme d'une minceur extraordinaire, très-flasques et transparentes. Le sang était très-aqueux, renfermant très-peu de globules rouges. Dans la cavité péritonéale, peu d'exsudat. Le foie était hypertrophié, jaunâtre; au microscope on trouve des gouttelettes graisseuses dans les cellules hépatiques et autour de ces cellules. Dans la vésicule biliaire, peu de bile, jaune verdâtre. La rate était d'un rouge sale, très-molle, assez grande. Du côté des reins, rien; le droit un peu plus foncé que le gauche. La muqueuse intestinale, comme la muqueuse vésicale, étaient très-pâles(1).

Je dois à M. Edw. Alling, interne des hôpitaux, communication de l'observation suivante :

Obs. III. — *Hémorrhagie consécutive à l'extraction d'une dent chez un hémophile.*

Le nommé X..., âgé de vingt ans, entre, le 16 juillet 1868, à l'hôpital Necker, salle Saint-Jean, n° 4, pour une hémorrhagie buccale qui dure depuis la veille.

Cet homme, d'une force moyenne, d'une bonne santé habituelle, raconte qu'il a toujours été sujet aux hémorrhagies.

Il paraît avoir perdu beaucoup de sang à la suite de l'avul-

(1) Schunemann, *Virchow's Archiv,* t. XLI, p. 287, 1867.

sion d'une dent pendant l'enfance, mais ne peut préciser la durée ni la quantité de l'écoulement. Il dit s'être coupé au poignet il y a un an et demi, et avoir saigné huit jours.

Il y a deux mois environ, il est allé consulter M. Lefort pour un épanchement sanguin circonscrit assez considérable qui s'était formé sous la langue.

Le 15 juillet, souffrant d'une dent, il se rendit à la consultation de l'hôpital Cochin : on lui arracha là deuxième grosse molaire inférieure gauche. Rentré chez lui, il a perdu assez de sang pour avoir une syncope. En tombant, le coup a porté sur la poitrine et le visage, qui était le siége d'ecchymoses très-étendues. Il a continué à saigner, mais peu, toute la nuit.

Ce matin 16, je le vois à la consultation : sa bouche se remplit de sang assez pour le faire cracher trois ou quatre fois par minute du sang pur et rouge.

Après avoir enlevé un gros tampon imbibé de perchlorure de fer qu'on lui a placé en ville, je lui fais un tamponnement avec des boulettes d'amadou trempées dans de l'eau de Cagliari : l'écoulement s'arrête, puis recommence. Deux heures après, on refait le tamponnement : le sang repart encore. On essaye d'obturer l'alvéole avec de la cire. A cinq heures après midi, le sang s'écoulait toujours par un petit filet ; le malade, déjà très-pâle et affaibli ce matin, l'est davantage ; le pouls est petit. Après avoir tamponné avec le plus grand soin encore, mais inutilement, le sang paraissant venir du rebord externe de la gencive, on cautérise ce point avec le fer rouge : alors le sang paraît venir du fond de l'alvéole ; cautérisation à deux reprises du fond sans succès, mais le sang paraît cependant s'écouler moins vite. On tamponne de nouveau : le sang ne coule plus alors tant qu'on maintient le tampon en place *avec les doigts*. A huit heures et demie, deux autres collègues viennent nous remplacer et restent jusqu'à dix heures. On a essayé plusieurs fois de maintenir le tampon en place en serrant les mâchoires, mais aussitôt le sang s'écoule de nouveau. Enfin, à dix heures, nous enlevons de nouveau le tampon et cautérisons avec le fer rouge le rebord alvéolaire, et le sang paraît s'arrêter.

17 juillet. — Ce matin, à la visite, il crache de temps en temps un peu de sang, comme il avait fait la plus grande partie de la nuit. Hier soir, de huit à dix heures, le malade a dormi malgré tout, pendant qu'on lui maintenait le tampon avec les doigts. De plus, il a pris un julep au perchlorure de fer et de la limonade sulfurique. Ce matin, il y a un caillot volumineux, qu'on laisse sans y toucher, malgré le léger suintement, de peur d'une nouvelle hémorrhagie. Il prend : glace, perchlorure, vin, mais continue à cracher un peu de sang jusqu'à cinq heures, lorsque l'hémorrhagie recommence comme hier. Tout d'abord, le sang paraît sortir du fond de la dernière molaire, qui est cariée largement. On y enfonce un petit rouleau d'étain en feuilles, et le sang s'écoule alors par le rebord de la gencive où l'on avait cautérisé hier. Nouvelle cautérisation, et le sang s'écoule alors du rebord gingival de la dernière molaire (en dedans). Un doigt comprime cet endroit, et le sang s'arrête; nous le laissons à sept heures. A neuf heures et demie, on revient nous chercher : nouvelle cautérisation du rebord gingival (deuxième grosse molaire) et du centre de la dernière molaire (cariée). A minuit, l'écoulement est peu inquiétant, assez seulement pour colorer sa salive. (Julep, perchlorure, et limonade sulfurique.)

18 juillet. — Ce matin, il demande à s'en aller. L'écoulement est à peu près arrêté. Il sort, malgré toutes nos tentatives pour le retenir.

Nous aurions pu multiplier beaucoup les observations d'hémorrhagie dentaire chez des hémophiles : les recueils d'observation et les journaux de médecine en renferment un grand nombre.

Il est des sujets qui, sans être véritablement hémophiles, présentent une certaine tendance hémorrhagique : chez eux aussi, l'extraction d'une dent peut être suivie d'une perte de sang très-abondante qui n'est explicable que par la prédisposition de l'individu.

Le sang peut provenir, soit des vaisseaux de la gencive, soit de ceux de la dent déchirés et ouverts au fond de l'alvéole, soit enfin de la pulpe, lorsqu'une fracture de la dent l'a mise à découvert. Mais il est certains états de ces organes qui sont de véritables causes d'hémorrhagies.

Ainsi, il est assez fréquent de voir des dents mobiles ou des fragments de racines jouer le rôle d'un véritable corps étranger, et déterminer autour d'eux un état congestif et subinflammatoire de la gencive ; j'ai vu plusieurs fois dans ce cas l'extraction de la dent amener une hémorrhagie.

D'autres fois, il y a hypertrophie épithéliale de la gencive, jointe à une plus grande vascularité de ce tissu, et le même fait peut se produire.

Dans quelques cas, il existe un état fongueux du périoste dentaire, qui, très-épaissi, injecté, présente parfois des points suppurés ; le périoste alvéolaire participe très-certainement à cette altération, et la perte de sang est fréquente dans ces circonstances.

L'hémorrhagie peut être une conséquence de la fracture du bord alvéolaire, c'est alors une esquille osseuse, un fragment de l'alvéole qui maintient tous les vaisseaux béants et déterminent la production d'une hémorrhagie que l'extraction du fragment suffit ordinairement à arrêter.

Une cause de perte sanguine heureusement fort rare, mais sur laquelle nous appelons l'attention en raison de son extrême gravité est l'anévrysme de l'artère dentaire inférieure dans l'épaisseur de l'os maxillaire. L'extraction pratiquée chez un sujet atteint de cette affection entraînerait presque fatalement une mort foudroyante, les racines plongeant dans l'anévrysme qui se trouverait ainsi largement ouvert. Jusqu'à présent la science ne compte que deux observations de cette variété d'anévrysme. L'une est due à M. le docteur Rufz, qui a bien voulu me donner la pièce anatomique que je conserve dans ma collection; l'autre à M. le professeur Heyfelder. Nous rapportons ces deux observations, qui donnent l'ensemble des symptômes particuliers à cette maladie, symptômes qui pourraient, sans un examen approfondi, en imposer pour des phénomènes morbides dépendant d'une dent malade et engager à en faire l'extraction.

Obs. I. — *Anévrysme de l'artère dentaire inférieure, à son passage à travers l'os maxillaire inférieur.*

Maria Davoust, mulâtresse, âgée de quatorze ans, d'une bonne constitution, bien développée pour son âge, ayant sa mère et deux frères bien portants, me fut envoyée de la ville de Port-Royal comme atteinte depuis cinq à six mois d'une hémorrhagie supplémentaire des menstrues, et qui avait lieu par les gencives. Elle n'est pas très-amaigrie, mais d'une pâleur extrême. Les lèvres sont presque exsangues. Elle ne souffre aucune douleur, mais elle est effrayée des hémorrhagies considérables auxquelles elle est sujette par la bouche, qui sont suivies de syncopes prolongées et qui depuis quelques jours se répètent plus souvent. On ne parvient à les arrêter qu'avec de forts gargarismes d'eau de Rabel. A ses côtés est une cuvette pleine d'une sanie noirâtre. La jeune fille nous indique la source du mal qui est au niveau des grosses molaires inférieures gauches.

Extérieurement, la joue en ce point paraît à peine plus saillante que du côté opposé, aucune œdématie ni gonflement des tissus charnus; mais au fond de l'arcade alvéolaire gauche, au-dessous et en dehors de la seconde grosse molaire, il existe une petite tumeur, de la dimension d'un gros pois, noirâtre comme un caillot de sang, molle, fongueuse, qu'on prendrait presque pour l'orifice d'une fistule dentaire. Les deux grosses molaires, qui sont au-dessus, sont un peu renversées en dedans de la bouche, mobiles ; en les pressant un peu, on reconnaît qu'elles sont soulevées par un mouvement pulsatif, qui cesse lorsqu'on augmente la pression. Il n'y a point de frémissement ni de bruit particulier, sensible à distance (malheureusement la tumeur ne fut pas auscultée). Le doigt perçoit une fluctuation évidente. La deuxième petite molaire n'a éprouvé aucune déviation ni soulèvement, mais est un peu mobile ; l'autre, plus antérieure, est solide, mais à son collet la gencive est tuméfiée et présente la continuation d'un liséré rouge qui commence à partir de la dernière grosse molaire ; excepté ce liséré, les gencives sont pâles et saines. La dent canine est parfaitement saine à l'œil, la branche horizontale de la mâchoire ne présente pas de changement bien sensible ; mais au doigt on sent une augmentation générale du corps de cette partie de l'os maxillaire, graduelle pour ainsi dire d'arrière en avant, mais sans inégalités. Ce qui fait croire à une hypertrophie plutôt qu'à une dégénérescence du tissu osseux. Toute cette exploration, faite le 5 décembre 1846, n'a pas été suivie de douleur ni d'écoulement de sang.

Mais dans la nuit du 5 au 6, une nouvelle hémorrhagie ayant eu lieu, je me décidai à pratiquer une opération sans laquelle la malade me paraissait devoir périr très-prochainement. Je m'adjoignis deux confrères. Frappés du caractère pulsatif et fluctuant de la petite tumeur, nous nous attendions à quelque chose de grave. Tout fut disposé pour une cautérisation énergique et même au besoin pour la section d'une partie de l'os maxillaire ; mais avant d'en venir à ces derniers moyens, nous voulûmes procéder à un dernier examen. Les doigts portés à plusieurs reprises et plus fortement, firent jaillir un sang noir et assez abondant. Pour arrêter momentanément cette hémorrhagie, je voulus exercer une compression perpendiculaire avec le pouce sur les molaires mobiles. Je sentis l'une d'elles s'enfoncer sous cette pression comme dans une sorte de cavité; immédiatement le jet de sang devint plus fort, comme s'il s'échappait d'un gros vaisseau. La malade en fut comme suffoquée, et moitié crachant, moitié avalant le sang, elle tomba en syncope.

Aussitôt je fendis la joue de la commissure à la branche montante de l'os maxillaire. Je portai des cautères rougis à blanc sur le trou d'où s'écoulait le sang ; mais tout fut inutile. La respiration était embarrassée de plus en plus, et deux ou trois minutes après, nous ne pûmes douter que la malade était morte.

Le lendemain, je procédai à l'ablation de la mâchoire inférieure. Toutes les parties molles qui l'entouraient étaient parfaitement saines. Le corps de l'os paraissait à peine augmenté de volume. Voici l'état actuel de la partie conservée : au niveau des deux grosses molaires et de la petite molaire voisine, il y a un renflement fusiforme, régulier, sans saillie, sans bosselure ; le tissu osseux est dur, les alvéoles des deux grosses molaires sont dilatées, confondues en une seule, elles offrent une cavité elliptique, longue de 25 millimètres environ et large de 6, un peu plus développée à son front, béante, s'étendant d'arrière en avant, depuis le trou dentaire inférieur jusqu'à la deuxième petite molaire, à parois lisses, entièrement osseuses, formées par les deux lames compactes de la branche horizontale de l'os maxillaire inférieur , lesquelles paraissent comme écartées et repoussées l'une de l'autre ; le tissu spongieux alvéolaire est entièrement disparu ; la cavité n'est point tapissée par aucune membrane ; elle est vide et sans un caillot de sang; cette cavité en avant communique au-dessus de la petite molaire adjacente, et en arrière avec le trou dentaire inférieur. Ce trou, qui existe encore, est quatre fois plus large qu'il n'est ordinairement; les deux grosses molaires sont saines, mais les extrémités de leurs racines sont usées d'un tiers environ de leur longueur ordinaire; la petite molaire a ses racines un peu entamées et est très-mobile; mais l'autre petite molaire et la canine sont fermes dans leurs alvéoles; l'artère dentaire inférieure était évidemment plus développée que d'ordinaire; son calibre était presque le même que celui de son tronc, la maxillaire externe, mais elle n'offrait aucun renflement anormal, et son extrémité, passant par le trou dentaire pour s'ouvrir dans la tumeur, finissait par une sorte d'usure, et n'avait rien de particulier. Les deux lames compactes de l'os maxillaire, dont l'écartement forme la poche anévrysmale, sont amincies et commencent à présenter cette porosité qui est un premier degré de l'absorption du tissu osseux en contact avec un anévrysme.

Les principaux organes examinés étaient pâles et sans altération pathologique; il n'y avait pas de tubercules dans les poumons (1).

Obs. II. — *Anévrysme de l'artère dentaire inférieure.*

« Le malade dont il s'agit était âgé de trente-deux ans; il crachait du sang depuis quelque temps, et la source de cette hémorrhagie avait été méconnue par le médecin qu'il avait d'abord consulté. Lorsque je le vis, je constatai une tumeur fongueuse, arrondie, de 3 ou 4 lignes de diamètre, siégeant sur le bord externe de la mâchoire; elle semblait formée aux dépens des gencives. Elle saignait sans cesse, principalement lorsqu'on la touchait; elle présentait des pulsations isochrones aux battements du cœur et de l'artère radiale; placée immédiatement sur les deux incisives et la canine du côté droit, qui étaient écartées de leurs alvéoles et vacillantes, et suivaient dans leurs mouvements ceux de la tumeur. Je

____

(1) *Moniteur des hôpitaux*, 1ʳᵉ série, t, I, n° 119, quatrième année,

diagnostiquai une épulis et résolus d'en faire la ligature. Deux heures après avoir pratiqué cette opération, je fus appelé près du malade, effrayé par un jet de sang assez fort s'échappant au-dessous de la ligature. Après avoir tenté plusieurs remèdes pour arrêter l'hémorrhagie, je ne réussis qu'après l'emploi d'un cautère chauffé à blanc, après avoir ôté les dents vacillantes pour cautériser plus profondément.

» Le malade se trouvait dans un état d'épuisement très-marqué. Huit jours après la chute de l'eschare, l'hémorrhagie reparut et fut arrêtée comme la première fois. Enfin, une troisième hémorrhagie, combattue encore cette fois avec succès par la cautérisation, me fit penser qu'il y avait chez ce malade une prédisposition particulière aux pertes de sang. En conséquence, je prescrivis l'usage interne des hémostatiques. Quelque temps après, ce malade, chez lequel l'épuisement avait encore augmenté, mourut du choléra.

» Comme dans le cas de M. Rufz, l'autopsie fit voir une excavation osseuse remplie de sang, formée par le canal dentaire dilaté dans toute la longueur de la branche horizontale de la mâchoire jusqu'à la branche ascendante de cet os. Les parois intermédiaires des alvéoles des dents que j'avais ôtées n'existaient plus, tout le rebord alvéolaire du côté droit semblait aminci, et les dents de ce côté plus élevées et moins solides que du côté gauche (1). »

Les symptômes de l'hémorrhagie dentaire sont ceux de toutes les pertes sanguines ; nous n'insisterons donc que sur quelques particularités qui lui sont propres. Les malades sont souvent effrayés de la quantité de sang perdu ; elle est en effet plus grande en apparence qu'en réalité, le sang se trouvant mêlé à une grande quantité de salive.

L'hémorrhagie ne se produit pas toujours immédiatement après l'extraction de la dent ; elle peut ne survenir

(1) *Bulletin de la Société de chirurgie*, 1856, t. VII, p. 190.

qu'au bout de quelques heures, et même de quelques jours.

Obs. I. — *Hémorrhagie survenue le cinquième jour après l'extraction d'une dent.*

En 1770, un étalier boucher se fit ôter une première grosse molaire de la mâchoire inférieure du côté droit. La dent fut ôtée de façon à ne pouvoir imputer aucun tort à l'opérateur. Le sang s'arrêta dans le courant de la même journée; mais le cinquième jour après cette opération, cet homme déjeuna avec plusieurs de ses camarades, et il se prit de vin. Sur le midi il commença à saigner de sa gencive, et se gargarisa avec de l'eau-de-vie : l'hémorrhagie augmenta. A quatre heures après midi on l'amena chez moi baignant dans son sang. La dent était ôtée bien complétement, point de déchirement aux gencives ni de fracture aux alvéoles. J'employai les moyens décrits ci-devant : l'hémorrhagie s'arrêta, et crainte de récidive, je lui laissai tout l'appareil pendant huit jours (1).

Obs. II. — *Hémorrhagie survenue le troisième jour après l'extraction d'une dent.*

Il y a quelques années que je fus mandé aux Grandes-Cordelières, pour ôter une dent à une postulante de cette maison. La dent vint sans difficulté et sans accident, et lorsque je m'en allai il ne coulait plus de sang. Je ne fus pas peu surpris lorsqu'on vint, le troisième jour après l'opération, me chercher précipitamment pour cette postulante, en me disant qu'elle perdait tout son sang depuis environ deux heures, et par la dent que je lui avait ôtée. Arrivé dans la maison, j'appris que cette dent avait commencé à saigner dès le ma-

______

(1) Jourdain, *Maladies de la bouche*, t. II, p. 605.

tin, mais si peu, qu'on avait cru que cela ne serait rien;
qu'on en était d'autant plus surpris, que les deux premiers
jours qui avaient suivi l'opération elle n'avait point saigné,
et qu'elle avait très-bien dormi. Je m'informai de ce que la
malade avait mis dans sa bouche depuis que je lui avais ôté
sa dent; l'on me dit qu'elle s'était rincée fréquemment la
bouche soit avec une eau vulnéraire fine, soit avec de l'eau-
de-vie, et qu'elle n'avait pour ainsi dire cessé de mâcher des
feuilles de cochléaria, parce qu'on l'avait assurée que cela
lui nettoierait la bouche et guérirait sa gencive. Le gonflement excessif de toutes les gencives et l'inflammation outrée
de toutes les autres parties de la bouche me confirmèrent la
vérité de cette conduite déplacée. La malade souffrait beaucoup. J'arrêtai cette hémorrhagie comme les précédentes.
Je prescrivis des gargarismes adoucissants. Le quatrième
jour je fus revoir la malade dont l'hémorrhagie avait été
arrêtée à l'instant-même : les gencives et les autres parties
de la bouche étaient en bon état; mais je ne levai mon appareil que le huitième jour (1).

Le pronostic d'une hémorrhagie dentaire peut être
grave chez les hémophiles ; nous avons déjà dit que Grandidier a relaté douze cas de mort survenue à la suite d'une
extraction de dents ; aussi fera-t-on bien de s'abstenir autant que possible d'arracher une dent à de pareils sujets.
A part cette complication, il est rare qu'on ne puisse se
rendre maître d'une hémorrhagie dentaire. Rarement
aussi, elle est assez abondante pour pouvoir altérer profondément l'organisme.

Nous ne nous occupons pas du traitement général des
hémorrhagies dentaires qui ne diffère pas de celui des
autres pertes de sang, et nous entraînerait hors des

____

(1) Jourdain, *Maladies de la bouche*, t. II, p. 605.

bornes que nous nous sommes imposées dans ce travail.

Le traitement local des hémorrhagies consécutives à l'extraction des dents, présente trois indications à remplir :

1° Emploi d'un agent déterminant la contraction des vaisseaux et la coagulation du sang.

2° Obturation de l'alvéole agissant mécaniquement, et tendant à comprimer les vaisseaux qui fournissent le sang.

3° Contension de l'appareil obturant.

1. Pour remplir la première indication, tous les styptiques à l'état liquide ou pulvérulent ont été employés et préconisés. C'est ainsi que l'on a recommandé l'alun, le tannin, le sulfate de fer, les acides minéraux étendus, le perchlorure de fer, etc., etc. Richardson (1) se loue de l'emploi de l'acide nitrique ; je me sers habituellement du perchlorure de fer neutre à 30 degrés, qui m'a donné les meilleurs résultats.

Voici comment j'emploie ce médicament ; le procédé est le même pour tous les autres styptiques liquides.

Je trempe dans le perchlorure un petit bourdonnet d'ouate ou de charpie ; je l'exprime dans du coton sec, afin que la liqueur ne se répande pas sur les dents voisines ; puis après avoir débarrassé l'alvéole des caillots qui la remplissent, j'introduis et presse avec un fouloir le tampon imbibé de perchlorure. La boulette est recouverte par des bourdonnets de charpie sèche et maintenue en place comme nous le verrons plus loin.

Il faut ranger à côté des styptiques le cautère actuel, hémostatique puissant, mais qui, dans ce cas particulier, a l'inconvénient de déterminer presque toujours une né-

____

(1) Richardson, *On the Medical History and treatment of diseases of the teeth.* London, 1860.

crose ou une exfoliation de l'alvéole : L'instrument doit être à tige mousse et effilée de façon à pouvoir atteindre l'orifice du vaisseau qui fournit le sang. Au besoin l'on pourrait se servir d'une tringle de rideau que l'on diminuerait un peu à la lime ou au marteau.

2. Les matières douées d'une certaine plasticité qui leur permet de se mouler dans l'alvéole, celles qui peuvènt acquérir un plus grand volume par imbibition, ou bien former avec le caillot une espèce de bouchon solide, sont utilisées avantageusement pour répondre à la deuxième indication. On emploie plus particulièrement la cire ramollie et roulée dans une poudre styptique, la charpie trempée dans de la cire fondue, et saupoudrée de plâtre ou d'une poudre styptique, ou même inerte comme l'amidon ou la gomme, le plâtre que l'on aura soin de gâcher assez épais pour que la prise en soit aussi rapide que possible, les alliages métalliques dont on se sert pour obturer les dents, le liége taillé en cône et introduit avec force dans l'alvéole, l'agaric, l'éponge préparée, la toile d'araignée en boulettes. On a recommandé aussi de réintroduire dans l'alvéole la dent extraite.

Il est important avant de tamponner l'alvéole, de s'assurer s'il n'y a pas de fracture du bord alvéolaire, le tamponnement dans ce cas ne servirait qu'à écarter le fragment, et, maintenant le vaisseau béant, entretiendrait l'hémorrhagie.

3. Pour maintenir l'appareil en place, on pourra exercer une compression avec un petit morceau de liége introduit comme un coin entre les deux dents voisines de celle qui a été extraite.

On a aussi employé une gouttière formée d'une lame

de plomb modelée avec les doigts sur l'appareil et sur les dents voisines. On recommandera au malade de ne pas exercer de mouvements de pression, et de ne pas chercher à enlever le caillot avec la langue.

On fera bien de fixer la mâchoire avec une cravate ou quelques tours de bande.

L'action de tous ces moyens sera aidée par des applications extérieures froides, et, si la mâchoire n'est pas immobilisée, on fera tenir de la glace dans la bouche du malade.

Grâce à l'emploi d'un traitement raisonné, il est bien rare que l'on ne se rende pas maître d'une hémorrhagie dentaire, à moins toutefois que l'on n'ait affaire à un sujet hémophile. Le malade devra, une fois l'écoulement sanguin arrêté, user de précautions pendant quelque temps afin d'éviter un retour de l'accident.

2° FLUXIONS, ABCÈS ET PHLEGMONS.

L'extraction des dents est fréquemment la cause d'abcès qui se développent dans la région des mâchoires. Ces abcès se présentent sous différents aspects, tenant à leur siége et au tissu où ils se développent. La disposition anatomique de la région, et surtout du tissu cellulaire, rend parfaitement compte de ces variétés : elle explique les migrations du pus et de l'inflammation qu'on peut observer, suivant que l'abcès siége au niveau d'une incisive ou d'une molaire, qu'il est à la mâchoire supérieure ou à la mâchoire inférieure, suivant enfin qu'il s'est formé sous le périoste ou simplement dans le tissu cellulaire de la région.

Le froid, surtout le froid humide, détermine fréquemment des abcès dentaires. Il faut également mentionner, parmi les causes les plus ordinaires, la contusion des parties molles et les délabrements dus au mode d'action des instruments. Les collections de pus sont plus communes à la suite de l'extraction avec la clef qu'après l'emploi du davier; elles le sont d'autant plus que la gencive est souvent disposée à la suppuration par un état subinflammatoire consécutif à une périostite alvéolo-dentaire.

L'inflammation peut rester bornée à la gencive : il se forme alors un petit abcès parfaitement limité qu'on connaît sous le nom de *parulie*. Le pronostic en est peu grave, la terminaison généralement rapide.

Dans d'autres cas, l'inflammation est plus étendue : elle envahit le tissu cellulaire sous-muqueux de la joue, lequel est plus lâche et plus vasculaire. D'ordinaire, ces abcès viennent proéminer dans le sillon qui sépare la joue des gencives.

Mais, d'autres fois, le pus fuse plus au loin, et il produit des désordres qui peuvent être fort graves. Il passe dans le tissu cellulaire qui recouvre le buccinateur, et arrive dans la fosse temporale ou la fosse ptérygomaxillaire; c'est ainsi que Velpeau a vu un abcès s'ouvrir près de l'apophyse orbitaire externe. Dans un certain nombre de cas, le pus gagne l'orbite, détermine l'inflammation du tissu cellulaire si abondant dans cette région, et provoque un phlegmon orbitaire à la suite duquel on a vu le nerf optique comprimé perdre complétement la propriété de transmettre les impressions lumineuses. Les observations suivantes en sont des exemples remarquables.

Obs. I. — *Inflammation phlegmoneuse du tissu cellulaire de l'orbite consécutive à l'extraction d'une dent. — Méningite. — Mort. — Autopsie.*

J. S., cordonnier, âgé de vingt-sept ans, robuste, mais d'un tempérament irritable, adonné à la boisson, s'était fait arracher une des molaires de la mâchoire supérieure gauche. Cette opération fut suivie de gonflement et de rougeur du côté gauche de la face; bientôt après, il survint dans le lieu qu'occupait la dent extraite, et sous l'influence d'une vive douleur, une vésicule du volume d'une noix et claire comme de l'eau. De l'eau à la glace, mise fréquemment dans la bouche, amena du soulagement; la vésicule disparut, et le gonflement de la face diminua. Quelques jours après, il survint à l'œil gauche un larmoiement considérable, qui cessa bientôt, et fut suivi d'un écoulement abondant et aqueux par la narine gauche. Le 17 avril 1830, l'épiphora était abondant et s'accompagnait de photophobie et d'une douleur de tête comprimante, parfois lancinante. Vers le soir, le malade fut pris de frissons suivis de chaleur; la photophobie et la douleur de tête devinrent intolérables; la moitié gauche de la face et les paupières du même côté se tuméfièrent brusquement; le gonflement était fort tendu, le globe de l'œil immobile, et des larmes brûlantes et irritantes s'écoulaient le long des joues. Le malade ne dormit point, et fut par intervalles tourmenté par des photopsies. — Le 18 au matin, il se plaignit de faiblesse, d'alternatives de chaleur et de froid, et d'une grande soif. Les paupières et la joue gauches étaient plus gonflées et tendues, la photopsie constante et l'œil privé de la vue. On mit en usage des fomentations et d'autres moyens, mais les symptômes augmentèrent d'intensité, et après une nouvelle nuit passée sans sommeil, à cause d'une hémicrânie pulsative intense, le malade vint demander du soulagement, le 19, à la clinique ophthalmologique de Prague. Il avait une fièvre intense, le pouls fréquent et dur, une constipation qui durait depuis trois jours; les paupières gauches étaient énormément gonflées, élastiques, d'un rouge foncé, et extrêmement douloureuses ; le globe de l'œil était fixe, mais on ne pouvait le découvrir à cause de la tension et du gonflement des paupières ; la photopsie était constante ; il existait une douleur pulsative presque insupportable, qui se concentrait principalement dans le globe de l'œil ; celui-ci était un peu proéminent, et les bords libres des paupières étaient collés ensemble par un mucus jaunâtre et résistant. Le professeur Fischer pratiqua au malade une saignée de 12 onces, et lui fit appliquer 12 sangsues autour de l'orbite, suivies de lotions froides fréquemment renouvelées. Il prescrivit à l'intérieur une décoction de racines de guimauve avec du nitre et du tartrate de potasse à prendre par doses toutes les deux heures. Le malade se sentit fort soulagé par la saignée, les sangsues et les applications froides. Le soir, son état général était amélioré, et il avait eu une selle. L'œil était dans le même état, si ce n'est que la douleur était moindre, mais elle était toujours pulsative. On appliqua douze nouvelles sangsues, et l'on continua le reste du traitement. La nuit, le malade dormit quelques heures. — Le 20, la douleur de l'œil a augmenté, quoique le gonflement soit plus borné aux paupières et moins tendu. On peut, non sans difficulté, écarter les paupières l'une de l'autre, de façon à permettre de voir la conjonctive qui est le siége d'un chémosis ; la cornée à son aspect naturel, la pupille est contractée et immobile.

Dans la soirée, la céphalalgie et la douleur de l'œil s'accroissant, on applique quinze sangsues. Pendant les deux jours qui suivirent, la douleur fut moindre et le malade eut un peu de repos la nuit. Le gonflement de la paupière supérieure se montra un peu plus prononcé vers l'extrémité interne, mais sans ramollissement, ni fluctuation. On appliqua un cataplasme émollient. — Le 23, la fluctuation étant distincte à l'angle interne de l'œil, on ouvrit l'abcès, et il s'écoula une quantité considérable d'un pus fétide jaune verdâtre. Le gonflement tomba à l'angle interne de l'œil, mais n'éprouva aucun changement au niveau de l'angle externe et de la paupière inférieure. Les paupières peuvent être écartées avec moins de douleur, ce qui permet de voir la cornée recouverte de muco-pus, la conjonctive oculaire gonflée et charnue, et des replis de la conjonctive palpébrale faisant saillie entre les paupières au côté externe. La santé générale s'améliora beaucoup ; la langue devint nette, l'appétit naturel, les intestins restèrent un peu paresseux. La douleur du côté gauche de la tête se faisait parfois sentir avec beaucoup d'intensité, et d'autres fois disparaissait complétement. Le malade passait ses nuits assez tranquilles, dormait et se sentait reposé. Son intelligence était intacte. Le gonflement des paupières continuait à décroître ; la matière s'écoulait avec abondance, et il fallait souvent enlever de l'ouverture des lambeaux purulents. Du 1er au 7 mai, le malade ne se plaignit que d'envies fréquentes et irrésistibles de dormir. Le gonflement de la paupière inférieure persistait ; le globe de l'œil devenait mobile ; il s'était formé à travers la cornée un prolapsus de l'iris ; le malade ne voyait plus de cet œil. La grande quantité de pus qui s'écoulait de l'abcès fit soupçonner qu'il existait profondément dans l'orbite une collection purulente. On conseilla donc au malade de se coucher sur le côté gauche, ou de se tenir assis la tête penchée en avant, pour favoriser la sortie du pus. — Le 9, somnolence ; altération de l'expression de la face : sensation de forte pression dans la moitié gauche de la tête ; nausées et vomissements glaireux et bilieux ; peau humide ; pouls lent, mou et plein ; gonflement affaissé ; écoulement diminué.

On pensa qu'un épanchement purulent avait eu lieu à l'intérieur du crâne. On prescrivit deux grains de calomel et un demi-grain de poudre de digitale à prendre toutes les deux heures. Quatre heures après, convulsions des extrémités supérieures et inférieures droites, respiration stertoreuse, insensibilité. On augmente la dose des poudres, on frictionne la tête avec de l'onguent mercuriel, on applique des sinapismes aux mollets et à la plante des pieds, et l'on administre des lavements avec le tartre émétique. — Le 10, le malade meurt au milieu des convulsions, dans un état apoplectique. — A la dissection, on trouva les vaisseaux sanguins de la dure-mère fortement distendus, et cette membrane elle-même, dans le point où elle recouvre le lobe antérieur de l'hémisphère gauche, était devenue d'un gris sale dans une grande étendue. La pie-mère du cerveau, surtout à gauche, était également fortement injectée de sang. Le lobe antérieur gauche contenait une grande collection de pus communiquant avec le ventricule latéral, qui en était en partie rempli. La couche optique du côté gauche était d'un gris brunâtre et d'une consistance molle et pulpeuse; la surface inférieure du lobe antérieur gauche offrait le même aspect. La substance du cervelet était plus molle que de coutume; le pont de Varole complétement recouvert de pus, et sa substance ramollie; le quatrième ventricule plein de pus. Les parois de l'aqueduc de Sylvius avaient été détruites par la suppuration, et les corps striés étaient d'une teinte gris bleuâtre. Il existait à la base du cerveau environ deux drachmes de sérum sanguinolent. La sclérotique, la choroïde, le cristallin et le corps vitré étaient sains. Le nerf optique lui-même n'offrait aucune altération remarquable. Parmi les muscles de l'œil, le droit supérieur seul avait été atteint par la suppuration. La voûte de l'orbite, dans l'étendue d'un pouce de diamètre, était d'une teinte gris bleuâtre et si friable que la moindre pression suffisait pour la perforer; il existait même déjà au milieu de cet espace, à travers l'os, une ouverture de communication qui mettait en ce point l'abcès du cerveau en rapport avec celui de l'orbite. Le plancher de l'orbite était également d'un gris bleuâtre et perforé, de telle sorte que la sonde pénétrait dans l'antre d'Highmore et jusque derrière le voile du palais. L'antre était plein d'un pus qui s'y était fait jour à travers le maxillaire supérieur (1).

(1) Fischer, *Klinischer Unterricht in der Augenheilkunde*, p. 9. Prague, 1832. Cité par Mackenzie, *Traité des maladies de l'œil*, traduction de Warlomont et Testelin, t. I, p. 440.

Obs. II. — *Inflammation du tissu cellulaire de l'orbite consécutive à l'extraction d'une dent.*

Ce fait est relatif à une périorbite ou inflammation du tissu cellulaire de l'orbite qui fut déterminée par l'extraction d'une dent et suivie de la perte de l'œil. Il est d'autant plus intéressant, qu'il a été observé sur un élève de notre université, aujourd'hui médecin, à la bienveillance duquel j'en dois la communication. J'ai cru devoir reproduire textuellement la relation qu'il m'en a donnée.

Le 31 du mois d'octobre 1839, je me fis arracher la troisième molaire supérieure gauche, qui était affectée de carie depuis plus d'une année, et qui me causait de vives douleurs. Malgré l'adresse du chirurgien qui fit l'extraction, je remarquai qu'une portion de la mâchoire était adhérente à la dent; cela ne me donna dans le moment aucune inquiétude. Une autre remarque, que j'eus occasion de faire lorsque je fus rentré chez moi, c'est que le gencive de la dent voisine était déchirée; ce que j'attribuai à la profondeur à laquelle la dent était implantée, ainsi qu'à l'effort qu'on avait dû déployer pour l'arracher.

L'idée ou plutôt le préjugé que l'évulsion d'une dent de la mâchoire supérieure peut avoir de l'influence sur l'œil correspondant, m'avait fait reculer bien longtemps devant l'opération, quand une exaspération des souffrances me détermina enfin à m'y soumettre comme au seul remède capable de m'en délivrer pour toujours. Mais à peine s'était écoulée une demi-heure depuis l'opération, que de légers tiraillements dans le globe oculaire gauche m'inspirèrent les plus sérieuses inquiétudes et me firent penser qu'au fond ce préjugé, que j'avais cru absurde, pouvait renfermer quelque chose de vrai.

Les jours subséquents, ces petits élancements se répétèrent à différentes reprises. Pendant le premier jour ils étaient si légers, qu'ils ne troublaient ni n'empêchaient le sommeil; ils avaient même cela de particulier qu'ils n'augmentèrent point en intensité. Au contraire, deux jours avant que le terrible accident qui me fit perdre l'œil gauche se manifestât, je ne m'en aperçus plus, soit à cause de leur peu de violence, soit parce que dix jours après l'opération, me croyant complétement à l'abri de toute suite fâcheuse pour l'œil, je n'y fis plus attention. Je fus bientôt cruellement détrompé. Le 10 du mois de novembre, je me mis au lit, vers dix heures du soir ; rien ne semblait me devoir faire craindre un accident aussi malheureux que celui qui m'arriva pendant cette funeste nuit. En effet, brusquement éveillé vers minuit par de vives souffrances dans l'œil gauche, je me trouvai en proie à une forte céphalalgie, et je reconnus, non sans frémir, que l'œil était complétement fermé et tellement gonflé qu'il proéminait fortement hors de l'orbite. La tuméfaction était énorme ; elle s'étendait à toute la joue gauche, de manière que celle-ci ainsi que l'œil se trouvaient de niveau avec le dos du nez.

La rapidité de développement de cette inflammation du tissu cellulaire de l'orbite eut quelque chose de remarquable ; car elle se manifesta sans aucun signe précurseur, puisque deux heures auparavant je m'étais couché sain, bien portant et sans éprouver la moindre chose dans l'œil. Dans cet état, qui exigeait des secours aussi prompts qu'énergiques, je me recouchai cependant et j'attendis le matin pour réclamer les soins de M. B… ; celui-ci s'empressa de se rendre auprès de moi, et s'étant convaincu des dangers qui menaçaient non-seulement l'organe de la vue, mais encore compromettaient mon existence, il se hâta d'employer le traitement antiphlogistique dans toute sa vigueur, dans l'espoir d'obtenir la résolution d'une inflammation qu'il était difficile de combattre à cause de son intensité et de sa profondeur. Quatre jours se passèrent sans que ces moyens apportassent le moindre soulagement, à plus forte raison, pussent enrayer la marche du mal. J'étais en proie à des douleurs atroces dans l'œil et dans la tête, et à un mouvement fébrile très-violent. Le cinquième jour, l'habile praticien dont j'avais réclamé les soins constata un foyer purulent vers la partie inférieure de l'orbite ;

il fit immédiatement l'ouverture de cet abcès au moyen du bistouri. Ce ne fut d'abord que du sang mêlé d'une faible quantité de pus qui s'écoula de la plaie ; elle se referma bientôt ; mais le lendemain, une grande quantité de pus se fraya un passage à travers deux morsures de sangsues qui avaient été appliquées dans le voisinage de l'abcès. C'est à travers ces ouvertures que la collection purulente continua à se vider dans la suite. Dès le lendemain de l'ouverture de l'abcès, je me sentis soulagé et beaucoup plus libre du côté de la tête ; car, pendant les cinq jours qui avaient précédé l'ouverture de l'abcès, j'avais été constamment en proie à une céphalalgie très-intense ; je délirais le soir et la nuit, et l'on avait craint de voir la phlegmasie de l'orbite se propager jusqu'aux membrane du cerveau et déterminer une méningite. A mesure que l'écoulement du pus se fit, l'amélioration dans les symptômes locaux et généraux devint de plus en plus marquée ; les parties se dégorgèrent, le gonflement diminua, les paupières s'entr'ouvrirent, le mouvement fébrile faiblit et cessa, mais je m'aperçus avec douleur que la faculté visuelle de mon œil gauche était complétement anéantie, que j'étais borgne. L'écoulement purulent continua à se faire en abondance, et même il donna lieu à la formation d'une fusée, au-dessous des muscles et de la peau de la joue, ce qui obligea le chirurgien à pratiquer une contre-ouverture et à y passer un séton qu'il ramena par l'incision primitive. Toute la collection purulente ne s'évacua pas par ces deux ouvertures, car je m'aperçus à trois fois différentes qu'une certaine quantité de ce liquide coulait dans la bouche à travers l'alvéole resté ouvert. J'en conclus que très-probablement le sinus maxillaire devait également être le siége d'un travail de suppuration. Un pus de bonne nature continua à couler pendant trois ou quatre semaines ; mais au bout de ce temps la nature de ce produit changea, et d'épais, consistant, crémeux, qu'il était, il devint liquide, grumeleux, en un mot de mauvaise nature. En même temps, des excroissances charnues cernèrent le bord de l'ouverture primitive et l'os maxillaire supérieur fut frappé d'une nécrose superficielle dans sa portion orbitaire. Pendant six mois au moins, cette ouverture continua à verser du pus de mauvaise qualité, sanieux et fétide ; sa quantité, il est vrai, alla en diminuant graduellement. Mais ce ne fut qu'après l'élimination d'un petit séquestre que cette diminution devint plus sensible et que l'écoulement se tarit tout à fait. Le bourrelet charnu, qui entourait l'ouverture, s'affaissa, les chairs fongueuses disparurent et une cicatrice adhérente remplaça la plaie fistuleuse.

Maintenant, quelle a été la cause de cette inflammation qui eut pour moi des résultats si fâcheux ? A-t-elle été déterminée par l'évulsion de la dent ou bien doit-elle être envisagée comme un effet métastatique d'un écoulement chronique que j'avais porté pendant trois ans à l'oreille gauche et qui avait cessé deux ou trois jours avant l'arrachement de la dent ? L'une et l'autre opinion peuvent peut-être être soutenues. Mais quant à la métastase, je crois que si elle était cause de l'inflammation, celle-ci n'aurait pas attendu quinze jours pour faire explosion.

Pour moi, il n'est pas douteux que cette phlegmasie du tissu cellulaire de l'orbite ne doive être attribuée à l'extraction de la dent, à l'extension de l'irritation, déterminée par cette opération, de l'alvéole au paquet cellulo-graisseux qui remplit la cavité orbitaire (1).

Obs. III.—*Inflammation du tissu cellulaire de l'orbite consécutive à l'extraction d'une dent. — Méningite. — Mort. — Autopsie.*

Voici maintenant un fait encore beaucoup plus curieux. Quoique les lésions principales déterminées par l'extraction de la dent fussent étrangères à l'œil, cependant cet organe était aussi le siége de désordres très-graves. Ce fait prouve aussi, et je pense que c'est le seul exemple qui en existe dans la science, que ce ne sont pas seulement les dents de la mâ-

(1) Teirlink, *Essai sur les rapports pathologiques du système dentaire et de l'appareil visuel* (*Annales de la Société de médecine de Gand*, 1848, p. 52).

choire supérieure qui se trouvent dans des rapports pathologiques avec l'œil, mais que celles de la mâchoire inférieure
aussi peuvent réagir sur l'appareil de la vision. Il a été re-
cueilli dans le service de M. le professeur Van Roosbrock qui
m'a permis de le livrer à la publicité.

Le 10 juin 1840, fut admise à l'hôpital et placée dans la
salle affectée à la clinique des maladies des yeux, la nommée
Julie Demeulenaer, âgée de vingt-six ans, ouvrière de fabrique,
demeurant rue de Saint-Liévin. A son entrée, cette femme
présentait tous les symptômes d'une méningite aiguë très-
violente et se trouvait en proie à un délire affreux; de sorte
qu'elle ne put donner aucun renseignement sur l'origine et
le commencement de sa grave maladie. Mais les personnes
qui l'avaient transportée à l'hôpital dirent que quelques jours
auparavant, souffrant d'une violente odontalgie, elle s'était
fait arracher la dent qui lui causait ces souffrances; à la suite
de l'extraction de cette dent, il était survenu une inflammation
considérable de la joue correspondante, avec gonflement
énorme, douleurs très-vives et impossibilité d'ouvrir la bouche.
Pour tout traitement, elle s'était bornée à appliquer des cataplasmes émollients. Mais voyant que le mal continuait à
croître en intensité, que les douleurs devenaient de plus en
plus vives, que le gonflement augmentait à chaque instant,
elle se rendit chez un chirurgien pour réclamer ses soins. A
l'examen des parties malades, celui-ci reconnut la présence
d'un vaste abcès dans l'épaisseur de la joue. Il jugea nécessaire d'en faire sur-le-champ l'ouverture. Un coup de bistouri
porté sur la saillie que formait le foyer à la face interne de
la joue, donna issue à une grande quantité de pus. L'ouverture de l'abcès procura un certain soulagement; les souffrances
se calmèrent un peu; le gonflement diminua; mais la malade
continua à se plaindre de douleurs assez vives dans toute
l'étendue de la mâchoire inférieure et d'une céphalalgie très-
violente.

Deux jours après, au milieu des douleurs, elle fut prise
tout à coup d'une fièvre très-violente, accompagnée de vo-

missements, d'un délire furieux, de mouvements convulsifs, et ses parents s'aperçurent avec effroi que l'œil droit était très-gonflé et proéminait fortement hors de l'orbite. Effrayés de la gravité de ces accidents, ils se décidèrent à transporter la malade à l'hôpital civil. Tels furent les seuls renseignements que l'on put se procurer sur le commémoratif de la maladie. Le lendemain, à la visite du professeur, la malade fut trouvée dans l'état suivant : La joue droite était le siége d'une tuméfaction très-forte, rénitente, rouge, qui s'étendait jusqu'à l'oreille, à une partie du cou et de la tempe. En palpant cette tumeur, on pouvait facilement constater la fluctuation vers la partie antérieure de la joue. Du pus continuait à s'écouler par la bouche, et le doigt porté dans l'intérieur de cette cavité put constater que c'était la première grosse molaire droite de la mâchoire inférieure qui avait été arrachée et que la gencive était extrêmement engorgée. L'œil du même côté était poussé en avant et fortement proéminent. Les paupières étaient œdématiées, à demi fermées et appliquées avec force sur le globe oculaire. La conjonctive scléroticale était boursouflée, engorgée, et formait un chémosis très-prononcé. Il y avait une sécrétion assez abondante de mucosités sur les bords des paupières. La faculté visuelle était complétement abolie, de même qu'à l'œil droit.

Quant aux symptômes généraux, il y avait une fièvre continue très-intense et tous les signes d'une méningite arrivée à sa deuxième période. État comateux alternant avec un délire furieux, mouvements convulsifs dans les muscles de la face et des membres, soubresauts des tendons, évacuation involontaire de l'urine et des matières fécales, etc.

Le diagnostic de l'affection fut facilement établi. Le pronostic fut nécessairement fatal, et l'on n'eut aucun espoir dans l'efficacité des moyens que l'on crut encore devoir employer. Malgré l'application énergique de toutes les ressources que fournit la thérapeutique, le mal ne fit que s'aggraver, la tuméfaction de la joue et la projection de l'œil devinrent énormes et l'inflammation des méninges arriva à sa troisième période. La malade tomba dans le coma le plus profond, troublé de temps en temps par des mouvements convulsifs très-violents des membres et de la face, par des cris, par des grincements de dents. La respiration s'embarrassa, elle devint irrégulière, râlante, stertoreuse; le pouls très-fréquent, très-irrégulier, devint petit et misérable; la déglutition difficile, impossible. Enfin le trouble des principales fonctions augmenta encore, les forces s'affaiblirent, une sueur froide et visqueuse se répandit sur tout le corps, les extrémités se refroidirent et la malade succomba le 15 juin à 10 heures du soir.

Comme la malheureuse était enceinte de sept mois, l'opération césarienne fut pratiquée immédiatement après la mort, et l'on put extraire un fœtus vivant qui fut baptisé et mourut à son tour au bout d'une demi-heure.

On procéda à l'autopsie, le 17 juin, à 10 heures du matin, et voici les altérations étendues et excessivement remarquables qui furent rencontrées. La joue droite ayant été incisée afin de mettre la mâchoire inférieure à nu, on constata que c'était bien la première grosse molaire de la mâchoire inférieure qui avait été arrachée et qui constituait le point de départ de tous les désordres. L'alvéole de cette dent était entièrement rempli de pus. La gencive était détruite dans une grande étendue; ce qui en restait était livide, noirâtre; à partir de cet alvéole, l'os maxillaire inférieur se trouvait, par suite de la destruction du périoste, complétement dénudé dans toute la partie postérieure de la portion horizontale et dans toute l'étendue de la portion verticale ou montante. Cette dénudation s'étendait aux deux faces de l'os, de telle manière que les muscles qui recouvraient ces portions de la mâchoire inférieure se trouvaient entièrement décollés et comme disséqués. Tout le tissu cellulaire qui entoure ces parties et remplit leurs interstices était détruit ou infiltré d'un pus grisâtre, liquide, fétide et sanieux. Le bord alvéolaire était coloré en noir. Ces désordres s'étendaient en haut vers les fosses zygomatique et sphéno-maxillaire. L'articulation temporo-maxillaire participait également à ces altérations. Toutes les parties constituantes de l'articulation offraient des traces manifestes d'inflammation. Le tissu cellulaire qui l'entoure était ou détruit ou en suppuration. Il y avait du pus dans l'intérieur même de l'article. Les deux fosses zygomatique et sphéno-maxillaire étaient remplies de pus dans lequel se trouvaient plongés les muscles, les vaisseaux, les nerfs, les vaisseaux tous isolés les uns des autres, et l'on pouvait suivre ces altérations jusqu'au sommet de la fosse sphéno-maxillaire, c'est-à-dire jusqu'à cette portion de la base du crâne où se trouvent les trous grand rond, ovale et petit rond. On pouvait constater à l'évidence que les lésions se propageaient par ces ouvertures jusque dans l'intérieur de la cavité crânienne.

Par la fente sphéno-maxillaire, l'inflammation s'était étendue jusque dans la cavité orbitaire, et le paquet cellulo-adipeux qui en remplit le fond était gonflé, fortement injecté et infiltré de pus. Un foyer purulent de la grosseur d'une aveline existait au-dessous des muscles droits externe et supérieur de l'œil.

Ayant désarticulé la mâchoire inférieure, afin de pouvoir ouvrir le canal dentaire et examiner le nerf dentaire inférieur, nous reconnûmes que ce canal était rempli d'un pus sanieux dans lequel plongeait le nerf entièrement dépouillé du tissu cellulaire. Depuis l'alvéole, dont la dent avait été extraite, jusqu'au trou du canal dentaire, ce nerf présentait des traces évidentes d'inflammation. Le névrilème était injecté à différents degrés ; il offrait de petits points rouges et se trouvait épaissi et ramolli ; dans certains endroits il était entièrement désorganisé et les filets nerveux se trouvaient à nu. Ceux-ci présentaient aussi des lésions tout à fait caractéristiques. Ils étaient gonflés, ramollis et infiltrés de pus. Ces mêmes altérations existaient aussi sur la portion du nerf maxillaire inférieur qui s'étend depuis le trou du canal dentaire jusqu'au trou ovale du sphénoïde. La cavité crânienne ayant été ensuite ouverte et le cerveau enlevé, nous pûmes constater toutes les lésions caractéristiques d'une méningite aiguë, terminée par exsudation purulente. Toute la masse cérébrale présentait des signes de congestion. Les sinus étaient gorgés de sang noir. Toute la surface de l'arachnoïde, que recouvre le lobe moyen du cerveau du côté droit, était plus ou moins injectée et recouverte d'une couche séro-purulente plus ou moins épaisse, et de fausses membranes molles, sans consistance, d'une couleur jaunâtre ou d'un blanc verdâtre. La grande cavité de l'arachnoïde était en partie remplie par une matière liquide, purulente, floconneuse, d'un jaune verdâtre. Dans les ventricules du cerveau, il existait un épanchement considérable de sérosité claire et transparente. Autour de l'entrecroisement des nerfs optiques, le tissu cellulaire sous-arachnoïdien était le siége d'une infiltration séro-gélatineuse, d'un blanc jaunâtre très-marqué. La protubérance annulaire et la moelle allongée étaient également recouvertes, dans toute leur étendue, d'une exsudation purulente très-marquée. Les diverses branches du trijumeau se trouvaient enveloppées dans cette couche de matière purulente.

Les cavités thoracique et abdominale ayant été ouvertes à leur tour, tous les organes qu'elles renferment ont été reconnus parfaitement sains.

Si l'on analyse cette curieuse observation, dont nous n'avons rapporté que ce qui importe à notre sujet, on voit que la cause première de tous ces graves désordres a été l'arrachement de la dent; que cette opération, par les lésions qu'elle a déterminées dans le nerf dentaire inférieur, a donné lieu au développement d'une névrite ou d'une névrilémite; que cette inflammation du nerf s'est étendue au périoste qui tapisse l'os maxillaire inférieur et à tout le tissu cellulaire voisin, et que finalement elle s'est propagée, d'un côté par les trous creusés dans la grande aile du sphénoïde, et qui servent à transmettre au dehors les principales branches du trijumeau jusqu'aux membranes cérébrales, et, d'un autre côté, par la fente sphéno-maxillaire jusqu'au tissu cellulo-adipeux de l'orbite. Une autre conséquence, plus importante pour nous, découle de cette observation, c'est qu'elle prouve clairement que les relations morbides admises par nous entre l'œil et le système dentaire n'existent pas seulement pour les dents de la mâchoire supérieure, mais encore pour celles de la mâchoire inférieure (1).

Obs. IV. — *Périorbite consécutive à l'extraction d'une dent.*

Le nommé D..., âgé de vingt-trois ans, au service depuis 1846, d'un tempérament bilieux, d'une bonne constitution et n'ayant jamais eu que durant peu de jours une fièvre intermittente tierce, se fit extraire le 22 juin 1851 la petite molaire supérieure du côté droit. Cette dent cariée le faisant souffrir cruellement, le docteur H.... en opéra l'extraction à l'aide de la clef, et cette opération ne présenta rien de remarquable. Mais quelques instants après l'extraction, la joue se gonfla, le malade ressentit de la gêne de ce côté et, le lendemain matin, l'œil et la joue étaient gonflés au point qu'il crut être atteint d'une fluxion. Ce gonflement ne diminuant pas, D... alla consulter le médecin du régiment qui lui conseilla l'application d'un cataplasme sur la joue et l'exempta de tout service ; mais l'affection n'en continua pas moins à marcher, et les douleurs devenant de plus en plus vives, malgré le séjour au lit, l'usage des cataplasmes et d'un purgatif qui lui fut administré, le malade fut envoyé à l'hôpital militaire de Namur.

A son entrée, le 1er juillet, tout le côté droit de la figure offrait un fort gonflement, les paupières se trouvaient œdématiées, l'œil était poussé en avant et fortement proéminent, le globe oculaire tendu, dur ; on remarquait une exophthalmie avec chémosis séreux très-considérable qui empêchait absolument de distinguer la cornée. Le malade accusait une très-vive douleur à la tempe, au sourcil, ainsi que derrière l'oreille droite ; l'insomnie était complète, la peau chaude, couverte de sueur, le pouls plein, dur à 22 ou 1/4, la langue blanche, humide, la soif vive ; la gencive de la dent arrachée n'offrait

____

(1) Teirlink, Mémoire cité, p. 56.

rien de remarquable, si ce n'est la présence d'une toute petite esquille qui fut immédiatement enlevée. En présence de l'état du malade, je fis pratiquer une forte saignée et appliquer douze sangsues, dont six à la tempe et six à la paupière inférieure, des cataplasmes sur la partie douloureuse, et administrer un purgatif composé avec le séné et le sulfate de magnésie. J'ordonnai la diète absolue.

Le 2, le malade a un peu dormi, il n'accuse plus autant de douleurs à la région frontale, mais il ne peut cependant mouvoir son œil qui reste encore fortement proéminent, gonflé et dur. La paupière supérieure est complétement abaissée, le chémosis est toujours très-fort, mais cependant nous pouvons distinguer une petite partie de la cornée qui semble enchâssée dans le chémosis. L'œdème de la paupière inférieure et de la joue est plus fort que la veille, la peau est modérément chaude, le pouls petit à 20 ou 1/4; le malade a eu plusieurs selles amenées par le purgatif; on applique de nouveau douze sangsues aux mêmes points, et l'on continue les cataplasmes.

A la visite du 3, je constatai une ecchymose bleuâtre, noire, à toute la paupière supérieure; le malade accusait du reste moins de douleur, et commençait à pouvoir bouger un peu le globe de l'œil dans son orbite; le chémosis avait diminué, et en relevant la paupière supérieure je reconnus que la vision n'était pas altérée.

Je prescrivis trois frictions sur la tempe et les paupières avec l'onguent suivant : onguent napolitain 30 gr.; ext. de belladone 4 gr., ainsi que la continuation des cataplasmes. Toutes les fonctions s'exécutant bien, et le malade réclamant de la nourriture, je lui accordai deux soupes.

L'ecchymose de la paupière existait encore lors de la visite du 4; l'œil était cependant moins tendre, mais le malade ne pouvait parvenir encore à écarter ses paupières l'une de l'autre; je constatai de l'empâtement à l'angle interne de la paupière inférieure; même prescription.

Le 5, à la visite du matin, je trouvai un gonflement des deux paupières et de la joue droite, et à la pression de la paupière inférieure, particulièrement à son angle interne, une douleur assez vive. Six sangsues y sont appliquées ; continuation des frictions et des cataplasmes, mais de plus un purgatif, la langue étant un peu blanche, chargée.

Le 6 au matin, je reconnus distinctement une collection purulente à la partie inférieure de l'orbite, et je pratiquai une incision à la partie interne de la paupière inférieure, près de son angle ; une grande quantité d'un pus jaune, louable, de bonne nature, s'en écoule immédiatement.

La joue avait conservé son gonflement ; le malade ne dormit pas, et souffrit beaucoup de tout le côté droit de la tête. Je continuai encore les cataplasmes et les frictions.

Le lendemain 7, le malade put fort bien dormir, la tension de la joue et des paupières se trouvait beaucoup diminuée, le globe oculaire était rentré dans l'orbite, les paupières étaient mobiles, et le malade pouvait enfin ouvrir l'œil et y voir. Je lui prescrivis le quart rôti.

A ma visite du 8, l'œil était entièrement ouvert, le gonflement des paupières et de la joue avait complétement disparu, et bien qu'il s'écoulât encore à la pression sur le globe de l'œil du pus par l'ouverture pratiquée, je fus parfaitement rassuré sur sa conservation.

Le malade commence à se lever le 9 ; il remuait parfaitement bien son œil dont la vision n'avait rien souffert, et à partir de cette époque D... fut considéré comme convalescent de sa périorbite. La plaie resta cependant fistuleuse pendant toute la durée du mois d'août, époque où il quitta l'hôpital pour se rendre dans sa famille et jouir d'un congé de convalescence (1).

Obs. V. — *Périorbite consécutive à l'extraction d'une dent.*

Henri L..., de Malone, âgé de quatorze ans, d'un tempérament lymphatique, alla au commencement du mois de no-

(1) Decaisne, *Sur les dents œillères* (*Mémoires de l'Académie de médecine de Belgique*, t. XIII, 1853).

vembre 1850 chez un médecin pour se faire extirper la seconde molaire droite de la mâchoire supérieure. Comme cette dent était entièrement cariée, on ne parvint qu'à lui en enlever quelques morceaux.

Le lendemain de cette opération, la joue droite était très-gonflée, il ressentait une assez forte douleur à la tempe et derrière l'oreille droite du même côté. L'œil droit proéminait en dehors de l'orbite et il ne voyait plus de cet œil. Il fut obligé de garder le lit pendant quatre semaines, et après ce laps de temps il ne voyait encore que très-peu. Peu à peu on vit tomber les restes de cette dent, et le 2 juillet 1851 Henri L... se trouvait dans l'état suivant:

La tête est penchée à droite. La joue de ce côté est encore un peu gonflée, la paupière inférieure est tiraillée en bas et en dehors ; le malade dit éprouver de la douleur dans ce côté de la tête chaque fois qu'il se baisse. L'œil est intact, la vue assez bonne, mais le malade assure qu'elle n'est pas aussi forte que du côté gauche, et qu'elle n'est plus aussi bonne qu'avant l'extirpation de la dent (1).

Obs. VI. — Phlegmon de l'orbite consécutif à l'extraction
d'une dent. — Perte de l'œil.

M. S..., curé à N..., âgé de quarante ans, tempérament lymphatico-nerveux, n'a jamais eu de maladie qu'une fièvre typhoïde peu grave. Il est venu me consulter, le 25 mars 1845, pour des douleurs qu'il rapportait à la carie d'une grosse molaire de la mâchoire supérieure gauche, et qui, depuis deux ou trois jours, le privaient de repos, et s'irradiaient dans tout le côté de la face. Cette dent fut cautérisée et plombée ; mais la douleur continuant, M. S... alla, quelques jours plus tard, en faire faire l'extraction. Celle-ci ne présenta rien de particulier. M. le curé rapporte seulement que des fragments d'alvéole furent extraits avec les racines auxquelles ils adhéraient. Quinze jours après, M. S... me consulta de

---

(1) Decaisne, travail cité.

nouveau : il ressentait une douleur obtuse dans l'alvéole et dans tout le côté de la mâchoire, et de temps en temps un écoulement d'un liquide incolore et d'odeur nauséabonde avait lieu par le vide laissé par l'extraction. Les gargarismes et les bains de vapeur que je lui prescrivis n'arrêtèrent nullement ces accidents; ils s'accrurent même sensiblement. Les douleurs s'étendirent vers le nez et l'orbite; et parfois, lorsque M. le curé se baissait, il s'écoulait par la narine gauche un liquide assez limpide et offrant la même odeur que l'écoulement alvéolaire. M. S... n'opposa plus aucune médication à son mal.

Dans le courant de juillet de la même année, il fit d'assez longues courses à pied, s'exposa à des supressions de transpiration, et rentra le 27 juillet avec une céphalalgie sus-orbitaire qui s'accrut dans la journée du 28, et qui devint tellement violente qu'on vint me prier, à deux heures du matin, de me rendre chez lui. Il offrait alors les symptômes suivants : douleur profonde et compressive du globe oculaire gauche; proéminence notable de cet organe; tuméfaction, tension, rougeur et immobilité des voiles palpébraux. Je parvins avec peine à les entr'ouvrir : le globe paraissait beaucoup augmenté de volume; cet œil, qui semblait encore intact, ne percevait plus les images; les larmes coulaient en abondance; la douleur était telle que le patient n'avait pu ni dormir ni rester un instant en repos; il y avait eu frisson prolongé la veille au soir; face injectée, peau brûlante; pouls vibrant, plein, à 95. Saignée de douze onces; douze sangsues à la région mastoïdienne; fomentations froides sur l'œil, pédiluve sinapisé.

30 juillet. — Douleur plus concentrée dans l'orbite; sentiment de compression extrême de l'œil; photophobie des deux côtés; photopsie du côté malade, rêvasseries continuelles; pouls plein, à 110; langue saburrale. Seize sangsues sont appliquées successivement pour obtenir un écoulement continu; fomentations froides, sinapismes mitigés, deux grains de calomel de deux heures en deux heures.

31 juillet. — Trois selles ont eu lieu. Le malade a déliré toute la nuit; la douleur orbitaire est proéminente, rouge, tendue, sensible à la moindre pression; elle s'étend de la base du nez à la région frontale. Un écoulement séreux abondant a lieu entre les paupières et la narine gauche; les fomentations froides ne sont plus supportées; la douleur revêt parfois un caractère pulsatif. La réaction est moins intense, le pouls ne permet plus d'émission sanguine. Émollients *loco dolenti*, calomel, sinapismes mitigés.

1er août. — Amélioration de l'état général; *statu quo* de la tumeur.

2 août. — La nuit a été très-mauvaise : les douleurs ont repris une nouvelle intensité; la tumeur, tout à fait proéminente vers le rebord orbitaire supérieur, qu'elle déborde de l'épaisseur d'un bon travers de doigt, offre un point blanc, aminci et fluctuant, que j'ouvre avec précaution à l'aide de la lancette : un liquide purulo-sanguinolent, puis seulement purulent, s'échappe à grands flots et répand une odeur infecte. Cataplasmes émollients.

3 août. — Le pus fétide coule non-seulement par l'ouverture pratiquée, mais par la narine gauche et par l'intervalle des paupières; des bulles de gaz et quelques portions de tissu sphacelé s'échappent par l'ouverture supérieure.

4 août. — Le patient est parvenu à soulever lui-même la paupière : la partie centrale du globe oculaire paraît ratatinée sur elle-même; une issue purulente s'observe à la partie inférieure et interne du globe; l'abattement physique et moral du malade est extrême. Bouillons, viandes blanches, cataplasmes émollients.

5 août. — Une seconde ouverture s'est faite spontanément à l'angle interne de la paupière supérieure; des douleurs se sont de nouveau fait sentir dans l'alvéole. L'inspection de la bouche ne fait découvrir qu'un peu de gonflement et de sensibilité des gencives; le stylet ne pénètre point au delà de l'alvéole vide et ne rencontre que des tissus mous. Régime plus nutritif.

8 août. — Les quatre issues continuent à donner un pus abondant, mais plus louable ; la tumeur décroît de volume, mais reste assez dure vers le bord orbitaire supérieur. Le stylet, introduit par l'ouverture pratiquée, rencontre des surfaces irrégulières et osseuses. Pansement au cérat; établissement d'un cautère, à l'aide du caustique de Vienne, à la région sus-orbitaire; nourriture analeptique; huile de foie de morue à l'intérieur.

18 août. — Les tissus se dégorgent insensiblement, mais des fongosités des brides se développent chaque jour sur l'œil malade, et reparaissent malgré l'emploi des cautérisations et les résections.

9 septembre. — Une bride membraneuse assez large, déterminant l'entropion de la paupière inférieure, est reséquée par moi en présence du confrère Vernier, avec lequel j'ai visité plusieurs fois le malade dans ces derniers temps. Enfin, vers la fin de septembre, à l'aide de l'emploi répété du nitrate d'argent, des pommades mercurielles et de divers collyres, les conjonctives sont revenues à leur état presque normal; l'issue purulente qui s'observait à la base et à la partie interne du globe était tarie depuis plusieurs jours. L'ouverture spontanée de la paupière supérieure était cicatrisée; la narine gauche ne fournissait plus qu'un écoulement peu abondant et le plus souvent constitué par un liquide assez séreux; enfin un séquestre, d'un volume d'un pois aplati, offrant une face lisse et convexe, et une face postérieure irrégulière, s'échappa par l'ouverture pratiquée vis-à-vis du bord orbitaire supérieur; cette ouverture ne tarda pas à se cicatriser, en contractant des adhérences avec les tissus sous-jacents.

Mars 1846 — M. S... offrait un moignon oculaire propre au placement d'un œil artificiel. Sa santé générale était excellente, et il ne se plaignait plus que de l'écoulement par le nez d'un peu de liquide incolore, quand un jour il sentit un léger embarras dans l'arrière-bouche et vers les fosses nasales postérieures. Après un effort d'expuition, il rendit un second séquestre, mince, légèrement concave, offrant au centre une petite arête et ressemblant à un fragment de cloison. En vain, à plusieurs reprises, j'ai examiné la narine gauche à l'aide d'un stylet et d'un rayon solaire : je n'ai rien découvert qui rendît compte de l'écoulement qui, aujourd'hui encore, se produit parfois chez M. S... lorsqu'il incline la tête de gauche à droite (1).

Obs. VII. — *Phlegmon de l'orbite consécutif à l'extraction de la deuxième grosse molaire supérieure. — Perte de la vision.*

Deiber (Catherine), vingt-deux ans, domestique, se fit, le 24 février 1868, arracher la deuxième grosse molaire supérieure gauche. L'opération ne paraît pas avoir présenté de difficulté ni occasionné de délabrement. Le soir elle eut très-froid en attendant quelqu'un sous une porte cochère.

Le lendemain elle se plaignit de frissons, de lassitude, de courbature générale ; la joue gauche se tuméfia, toute la moitié gauche de la tête devint le siége de violentes douleurs.

Le 27 février au soir, le docteur Fournier mandé auprès d'elle la trouva dans l'état suivant :

La malade est couchée dans le décubitus dorsal; elle est dans un état d'abattement et de prostration analogue à celui d'une fièvre grave. La moitié gauche de la face est le siége d'une déformation considérable, la joue est fortement tuméfiée, il y a une exophthalmie énorme, l'œil, chassé hors de l'orbite, n'est susceptible d'aucun mouvement, il ne peut être recouvert par les paupières, ce qui donne à la malade un aspect étrange. La conjonctive est tuméfiée, un chémosis séreux considérable enclave la cornée. La vision est complétement abolie de ce côté. La malade ne peut ouvrir la bouche; j'arrive cependant avec grande peine à introduire le doigt et

(1) Sovet, *Annales d'oculistique*, t. XVIII, p. 159.

je sens une tumeur volumineuse qui occupe toute la moitié
gauche du palais. Une bougie étant approchée de l'ouverture
buccale, j'aperçois très-distinctement cette tumeur; la moitié
droite du palais est tuméfiée, elle aussi, mais le volume de
la tumeur de gauche, la douleur, la difficulté d'écartement
des mâchoires, ne permettent pas de l'atteindre avec le doigt.
La bouche exhale une odeur fétide, la voix est nasonnée, difficilement intelligible. La fièvre est intense.

Le 28 février, la malade entre à l'hôpital de Lariboisière.
M. le professeur Verneuil pratique à l'intérieur de la bouche
et dans la région sous-maxillaire plusieurs larges incisions.

11 mars. L'état de la malade s'est amélioré, mais le volume
de la face est encore énorme. Le milieu de la voûte palatine
est occupé par une saillie ovoïde formée par le boursoufle-
ment de la muqueuse. La bouche est remplie de pus. La
tuméfaction des paupières est considérable, la malade ne
peut les écarter; on a dû faire une incision à la paupière supérieure.

La suppuration continua à être extrêmement abondante
pendant plusieurs semaines, elle était mélangée de lambeaux
de tissu cellulaire sphacelé. Dès que les paupières purent
être écartées, on constata que la vision du côté gauche était
abolie. La perte de la vision ayant été la conséquence du
phlegmon, on pouvait espérer que l'œil qui avait été chassé
de son orbite recouvrerait la faculté visuelle une fois rentré
dans cette cavité. Il n'en fut rien. Les symptômes s'amen-
dèrent, l'œil reprit peu à peu sa place, la suppuration se tarit
mais la vision ne se rétablit pas.

23 juillet. — Je revois la malade. La joue gauche est un peu
empâtée, mais sans changement de couleur à la peau. Il n'y
a rien du côté de la bouche. L'angle externe de l'œil gauche
est un peu saillant, la dépression qui existe à ce niveau est
effacée, rappelant l'aspect d'une tumeur lacrymale. L'œil est
un peu plus saillant que du côté droit; il a conservé toute sa
mobilité, mais la vision est complétement abolie, la malade ne
peut, de cet œil, distinguer la lumière de l'obscurité; la pu-

pille reste contractile et n'est pas déformée. M. Liebreich, qui
a examiné la malade, n'a trouvé aucune altération des mi-
lieux de l'œil; il attribue l'amaurose à la compression du
nerf optique.

Il est sorti par le nez un séquestre qui paraît être un des
cornets du nez nécrosé.

Dans quelques cas, l'inflammation s'est, de l'orbite,
étendue aux méninges, et a provoqué une méningite
mortelle.

OBS. VIII. — *Méningo-encéphalite à la suite de l'avulsion d'une
dent molaire à la mâchoire inférieure* (service de M. Burggraeve). — Observation recueillie par le docteur van
Leynseele.

Cette observation est remarquable par la cause que l'autopsie seule pouvait révéler. Voici ce qu'on constata :

« L'os, à l'endroit où la dent avait été arrachée, était fracturé comminutivement. Le pus avait fusé le long de la mâchoire inférieure, qui était dénudée; il avait contourné cet
os, et était monté le long de la branche du côté interne jusqu'à la base du crâne, dans lequel il avait pénétré par les
trous ovale, grand et petit rond, s'y était épanché et avait
déterminé une méningo-cérébrite. »

M. Burggraeve pense que cette dernière affection était bien
ici le résultat de la migration du pus depuis l'endroit où la
dent avait été arrachée jusqu'au crâne lui-même. C'est là,
du reste, une cause assez rare de méningite, peut-être unique
dans la science. A ce titre, elle nous a paru mériter l'attention des praticiens (1).

(1) *Annales de la Société de médecine de Gand,* 1855-1856, cité dans
la *Gazette médicale de Paris,* 26ᵉ année, 3ᵉ série, t. XI, n° 35, 30 août
1856.

Obs. IX. — *Méningo-céphalite à la suite de l'avulsion
d'une molaire inférieure.*

Le 25 janvier 1842, je fus appelé à Tarcenay, village à
2 myriamètres d'Ornans, pour un sieur Étienne Grosbenry,
âgé de trente-cinq à quarante ans. Il souffrait beaucoup d'un
abcès gingival probablement dû à une molaire inférieure
gauche que j'ôtai sans difficulté et sans aucune circonstance
qui pût alors attirer mon attention.

Dans l'immense majorité des cas analogues, l'avulsion de
la dent gâtée suffit pour guérir l'odontalgie et l'abcès qu'elle
a produit. C'est du moins ce que j'avais vu jusqu'alors et ce
que j'ai toujours observé depuis. Cette fois, il n'en fut pas
ainsi : jusqu'au 1er février, il resta une douleur sourde, et
bientôt il survint une tuméfaction de tout le côté correspondant de la face.

Je trouve dans mes notes, que j'employai successivement
des cataplasmes, des applications d'eau de Goulard, des pur-
gatifs, un vésicatoire, le calomel et la quinine, dans l'ordre
où je viens d'énumérer tous ces remèdes. Malgré une médication fort active, le malade succomba le 12 février.

Les symptômes les plus saillants furent un *œdème très-
marqué* de toute la tête, ayant commencé par le côté gauche,
un état typhoïde, des frissons irréguliers, du délire, etc.;
enfin tous les signes d'une infection purulente. L'œdème fut
très-développé; aussi pensai-je et crois-je encore qu'il y eut
là une phlébite des plus étendues et partagée par les sinus
mêmes de la dure-mère (1).

Au lieu de suivre le tissu cellulaire interstitiel, la suppuration peut se propager dans le périoste, produisant des
décollements parfois étendus, et provoquant diverses

(1) Meynier, *Abeille médicale*, t. XIV, 1857, p. 6.

lésions osseuses aboutissant à la carie et à la nécrose. M. Cloquet (communication orale) a vu, à la suite d'une extraction de dents, une nécrose considérable du maxillaire inférieur. Le séquestre étant devenu mobile, le malade éprouvait des douleurs atroces dues au tiraillement du nerf dentaire resté sain.

Les symptômes des abcès dentaires varient suivant leur siége et leur étendue. La joue est tuméfiée, empâtée : elle présente cet état qui est connu sous le nom de fluxion. Elle est chaude, rouge, violacée, d'une teinte plus ou moins érysipélateuse; la température des parties malades est considérablement élevée; elles sont le siége de douleurs vives, aiguës, lancinantes. Il y a une salivation abondante; les mouvements des mâchoires sont gênés, la mastication devient difficile ou impossible : la bouche est saburrale, pâteuse, l'haleine souvent fétide. En même temps l'état général est mauvais; il y a de la fièvre, des frissons, de l'anorexie, élévation de la température, fréquence du pouls.

Généralement, la marche de l'affection est rapide ; le pus se forme de bonne heure et vient proéminer dans le sillon gingivo-labial ou à la voûte palatine.

Quelquefois l'inflammation s'arrête dans sa marche et se termine par résolution ; mais, d'autres fois, les parties osseuses sont compromises : aussi faut-il se défier de ces empâtements de la joue, profonds, peu douloureux, mais persistants; ils indiquent généralement une lésion osseuse, et la nécrose est à craindre. Dans certains cas, on a vu le tissu péri-articulaire envahi, et il en est résulté une gêne plus ou moins durable des mouvements de la mâchoire, une ankylose plus ou moins complète.

Le traitement de ces abcès doit être le traitement anti-phlogistique; on doit chercher à amener la résolution, et, dès que le pus est formé, ouvrir l'abcès avec la lancette ou le bistouri. Une incision faite de bonne heure peut arrêter la migration du pus; on évitera aussi la terminaison de cet abcès par fistule à suppuration interminable, les désordres s'étendant alors à l'os. Autant que possible, l'incision se fera dans l'intérieur de la bouche, parallèlement à l'arcade alvéolaire, pour éviter l'ouverture de l'abcès à la face cutanée de la joue.

3° DENTS PÉNÉTRANT DANS LES VOIES DIGESTIVES ET AÉRIENNES.

Il arrive assez fréquemment, à la suite de l'extraction, que le malade, ayant la bouche remplie de sang, fait un mouvement de déglutition et que la dent passe dans les voies digestives. Je n'ai jamais vu l'accident se produire, mais il serait possible qu'un fragment de racine, venant à se loger dans l'appendice iléo-cœcal, déterminât de ces accidents de perforation si fréquemment occasionnés par la présence de corps étrangers.

La science possède plusieurs exemples de dents ayant pénétré dans les voies aériennes.

Boyer a très-bien indiqué le mécanisme par lequel se fait l'introduction de ces corps étrangers dans le conduit aérien : « Pour qu'un corps, dit-il, dont les diamètres n'excèdent pas ceux de la glotte dans son plus grand degré de dilatation pénètre dans les voies aériennes, il faut qu'il soit porté sur cette ouverture pendant l'inspiration, hors le temps de la déglutition, et par conséquent, sans avoir été conduit par l'action de la base de la langue. Dans cette circonstance, le corps étranger obéissant à sa pesanteur et à la pression de la colonne d'air qui cherche à entrer dans le larynx, franchit la glotte et tombe dans la trachée. » La réalisation de toutes ces conditions est indispensable pour qu'une dent vienne pénétrer dans la trachée : elle y entre toujours pendant l'inspiration, acte dans lequel, d'un côté l'épiglotte se relève et la glotte s'ouvre, tandis que de l'autre une colonne d'air se précipite dans l'arbre aérien avec assez de force pour entraîner le corps étranger.

On conçoit donc que les circonstances les plus favorables à la production de cet accident soient celles où, pendant l'extraction d'une dent, le malade pousse des cris et se débat : le sang tombe dans la gorge et provoque la toux ; le malade fait une inspiration profonde, la dent ou des fragments de dent traversent la glotte et pénètrent dans la trachée. L'anesthésie, il est facile de le comprendre, est, dans bien des cas, une circonstance adjuvante, et par elle-même, et par la position horizontale que l'on est obligé de donner au malade ; de plus, si le patient n'est pas complétement anesthésié, s'il conserve le sentiment de l'opération, il peut se débattre et les chances de pénétration de la dent dans la trachée en seront encore augmentées.

Dès que la dent est tombée dans le conduit aérien, elle détermine par son passage à travers le larynx un violent accès de toux, accompagné de suffocation ; ce signe n'est point pathognomonique : du sang peut de même pénétrer dans le larynx et déterminer des accidents semblables. Mais bientôt les symptômes d'asphyxie cessent : le corps étranger est descendu dans la trachée, il a pénétré dans les bronches, jusqu'à ce qu'il soit arrivé à un rameau dont le diamètre est trop petit pour lui livrer passage. Dans certains cas cependant, hérissé d'aspérités, il ne va pas aussi loin et s'implante dans la muqueuse. Quelquefois, il reste mobile, et c'est seulement dans ces cas qu'il détermine des accès de suffocation, lorsque le courant d'air expiré le ramène vers l'ouverture supérieure de l'arbre aérien.

Quand la dent est fixée dans une bronche, elle provoque des accès de toux opiniâtres, accompagnés d'une certaine gêne de la respiration : le malade peut accuser une sensation douloureuse au niveau de l'endroit où est fixé le corps étranger. Quelquefois, et surtout lorsque celui-ci est libre et mobile dans la trachée, on entend à l'auscultation, et parfois même à une certaine distance, le bruit de va-et-vient causé par ce corps alternativement lancé en haut et en bas par les colonnes d'air inspiré ou expiré; le malade peut aussi percevoir la sensation de ces déplacements. A l'auscultation, on trouve le murmure vésiculaire diminué ou même supprimé dans la portion du poumon correspondant à la division de la bronche oblitérée ; du côté opposé, il y a au contraire une respiration supplémentaire. A la percussion, la sonorité est normale.

Après un certain temps de séjour, la dent agissant à la manière d'un corps irritant, il se développe des accidents inflammatoires, bronchite ou pneumonie, souvent accompagnés de pleurésie, et se terminant par suppuration ou gangrène.

« En résumé, dit Bertholle, toutes les fois qu'après l'introduction d'un corps étranger il existera une faiblesse du murmure vésiculaire, limitée d'un côté, avec ou sans râles soufflants, et qu'il y aura de l'autre côté de la poitrine une respiration supplémentaire, on pourra affirmer que le corps est tombé dans les bronches; si quelques jours après il se produit des râles sibilants, muqueux et crépitants, avec ou sans souffle bronchique, ces signes indiqueront le développement de l'inflammation pulmonaire; si enfin, il survient du souffle caverneux, du gargouillement et de la résonnance de la voix, avec de la pectoriloquie, l'inflammation sera devenue suppurative, et un ou plusieurs abcès se seront formés (1). »

Le diagnostic de cet accident s'établira par les signes que nous venons d'énumérer, et qui seront puissamment corroborés par les commémoratifs. L'absence de la dent ou d'un fragment de dent, l'accès de suffocation se produisant immédiatement après l'opération, et les signes stéthoscopiques que nous venons de passer rapidement en revue, ne permettront guère, dans la grande majorité des cas, de faire une erreur de diagnostic.

La dent, une fois arrivée dans les voies aériennes, ne donne pas nécessairement lieu à des accidents fâcheux; elle peut être rejetée dans un accès de toux. Alors même qu'elle s'est fixée dans le poumon, elle peut être expulsée avec le contenu d'un abcès pulmonaire, lorsque celui-ci vient à s'ouvrir. Mais elle peut aussi provoquer la mort, soit par suffocation, soit à la suite de l'inflammation pulmonaire suppurative, de la pleurésie, de la gangrène du poumon qu'elle aura déterminées par son séjour dans une bronche.

Dans un pareil cas, si la dent ou le fragment de dent

(1) Bertholle, *Des corps étrangers dans les voies aériennes*, p. 63. Paris, 1866.

n'a qu'un petit volume, on peut attendre qu'ils soient rejetés naturellement dans un accès de toux, ou essayer d'en provoquer la sortie par l'emploi des vomitifs. Mais, si leur volume est plus considérable, surtout s'il y a menace de suffocation, le chirurgien doit intervenir et faire la trachéotomie. Si le corps étranger n'est pas expulsé immédiatement, on provoquera la toux en chatouillant légèrement l'intérieur de la trachée, le chirurgien se tenant prêt à plonger dans l'ouverture trachéale une pince ou un dilatateur pour saisir la dent et l'attirer au dehors.

Obs. I. — Une dent arrachée passa dans la trachée-artère, d'où elle fut rejetée environ six semaines après par les seuls efforts de la toux (1).

Obs. II. — *Dernière molaire supérieure pénétrant dans la trachée. — Rejet du corps étranger au bout de neuf jours. — Guérison.*

Marie Moelln, de Dalwitzhoff, se fait arracher le 4 mai 1818 la dernière molaire supérieure. Son indocilité empêcha le dentiste d'amener au dehors la dent, qui s'échappa dans le fond de la bouche. Des accidents de suffocation qui se produisirent immédiatement firent croire au chirurgien que la dent était tombée dans le pharynx. Pour les conjurer, il pratiqua le cathétérisme œsophagien à l'aide d'une baleine munie d'une éponge à son extrémité. Cette manœuvre n'ayant été suivie d'aucun résultat, un vomitif fut administré, mais sans effet.

Il survint une toux violente empêchant tout repos. La respiration était accompagnée d'un râle bruyant; il y avait de la douleur le long de la trachée. Quelques jours après, la malade commença à rendre en toussant une quantité considérable de pus fétide; la dent déterminait des douleurs à quatre travers de doigt au-dessus de la fourchette sternale.

(1) Borsieri, *Inst. med. pract.*, 1785, vol. III.

A chaque violent effort de toux, Marie M... sentait la dent lancée contre le larynx et retomber. Je cherchai à seconder les efforts de la nature, à faire sortir la dent dans un accès de toux en faisant prendre à la malade une décoction de sénéca avec du kermès, mais inutilement. Le 15 mai, je lui fis prendre un vomitif très-énergique, et pendant qu'il produisait son effet, je lui fis aspirer par le nez une forte dose de poudre d'hellébore blanc, et lui ordonnai, dans les efforts de toux et d'éternuement, de laisser pendre la tête hors du lit et en arrière. De cette façon enfin, la dent à une racine fut rejetée et la malade guérit complétement (1).

OBS. III. — *Dent molaire ayant pénétré dans la bronche droite. — Mort le onzième jour.*

Un homme vigoureux, âgé de vingt-neuf ans, se fait arracher la deuxième molaire supérieure droite. A la première tentative, la dent se brise; à la seconde, elle est arrachée, mais elle échappe à l'instrument et disparaît dans le fond de la gorge. Le malade ressent une douleur violente, mais passagère, au niveau de la partie supérieure de la trachée; il a un accès de toux convulsif qui se répète à plusieurs reprises. Le malade éprouve un sentiment de gêne indéfinissable dans la poitrine et de la peine à respirer. De temps à autre, il est angoissé, il tousse et expulse dés mucosités sanglantes. Pas de raucité de la voix, pas de trop grande fréquence des inspirations. Vingt-quatre heures après l'accident, râles muqueux, sonores, à la partie inférieure de la trachée; sonorité normale, murmure respiratoire plus faible à droite qu'à gauche; au-dessous de la clavicule droite, léger râle sonore; pas de râle à gauche. Les signes restent les mêmes, quelle que soit la position du malade. — Le malade est attaqué ensuite de pneumonie, de bronchite et de pleurésie,

(1) Kruger-Hausen, *Journal de chirurgie de Graefe et Walter*, 1822, t. III, p. 634.

à droite d'abord, puis à gauche. On ne fit aucune tentative chirurgicale pour extraire la dent. Mort le onzième jour.

A l'autopsie, les deux poumons adhérents; à droite, épanchement sanguinolent dans la plèvre. Hépatisation de tout le poumon droit, inflammation plus modérée du poumon gauche. Muqueuse de la trachée et des bronches rouge, gonflée, ramollie. La dent se trouve dans la bronche droite, à environ un pouce de sa naissance. Elle y est libre, non enchâssée. Sa pointe est tournée en bas, sa couronne vers la trachée (1).

Obs. IV. — Monteggia a vu une demoiselle à laquelle on avait arraché une dent qui tomba dans la trachée; elle la rejeta pendant un accès de toux et guérit (2).

Obs. V. — *Dent couronne et une racine.*

Malade de vingt ans. Cinq semaines de séjour du corps étranger dans les bronches. Mort après l'expulsion (3).

Obs. VI. — *Fragment de dent pénétrant dans les bronches. — Rejet du corps étranger trente-quatre jours après l'opération. — Guérison.*

Le 7 février, j'accompagnai une jeune dame chez un de nos plus habiles dentistes pour l'extraction de trois dents. La malade avait beaucoup souffert depuis quelque temps, et après consultation, on jugea convenable d'administrer le chloroforme. L'agent anesthésique exerça promptement son influence, et l'opération fut habilement exécutée. Malheureusement, en enlevant la troisième dent, une molaire de la mâchoire inférieure, elle se brisa entre les branches du

(1) John Houston, *Dublin Médical Journal,* mars 1834.

(2) *Gazette médicale,* 1838; p. 797.

(3) Kapesser, thèse de Giessen, 1853, cité par Aronssohn, *Des corps étrangers dans les voies aériennes,* thèses de Strasbourg; n° 372, 1856.

davier, et l'on dut terminer l'opération avec l'élévateur. Du commencement de l'anesthésie à la fin de l'opération, il ne s'écoula pas plus de trois à quatre minutes. La malade revenant à elle eut un violent accès de toux et poussa des cris. L'accès s'apaisa, et la malade exprima sa satisfaction d'être débarrassée de ses « vieilles ennemies ». Elle ne ressentit aucune des suites fâcheuses du chloroforme, et se plaignit seulement d'un peu de sensibilité à la poitrine, sensibilité que j'attribuai à l'accès de toux. Je pensai que la toux avait été provoquée par un peu de sang qui avait pénétré par la glotte dans la trachée. Je crois devoir faire remarquer qu'avant sa visite au dentiste, madame X.... n'avait jamais souffert de la poitrine. Je fus donc très-surpris, lorsqu'elle fut rentrée chez elle, d'observer une particularité extraordinaire dans la respiration : en l'auscultant on entendait une espèce de bouillonnement.

Pendant la journée et dans la nuit qui suivit l'opération, la malade eut de fréquents accès de toux; elle était agitée et éprouvait, en respirant, un sentiment de gêne. Sa respiration, pendant le sommeil, était comparée, par sa garde, à celle d'un enfant souffrant d'un catarrhe. Le lendemain matin, un dimanche, je trouvai les symptômes de bronchite augmentés; le poumon tout entier était enflammé, les accès de toux plus fréquents et plus violents, mais sans douleur.

La malade exprima l'idée qu'elle avait avalé une dent, et cette remarque confirmant un soupçon que je commençais à avoir, je demandai immédiatement une consultation du docteur Jenner. Celui-ci ayant été mis au courant des faits, examina attentivement la malade, et exprima un doute sur l'existence d'un corps étranger dans les poumons, attendu que les organes semblaient être généralement et également affectés, et que la confirmation stéthoscopique nécessaire au diagnostic faisait défaut. Il fut plutôt disposé à attribuer les symptômes observés aux effets irritants et âcres des vapeurs du chloroforme.

La malade n'avait pas de fièvre, et pendant toute la maladie ne fut pas empêchée d'aller et venir dans la maison et de vaquer aux soins domestiques. Le traitement adopté fut celui d'une simple bronchite.

Les symptômes continuèrent à augmenter, la toux devint plus violente, les nuits plus agitées jusqu'au mercredi soir, où elle rejeta en toussant plusieurs petits fragments d'émail de dent; je dis plusieurs fragments, quoique je sois disposé à penser que c'était plutôt un seul morceau mince d'émail qui avait été écrasé dans sa bouche. Un grand soulagement du côté gauche suivit l'expulsion de cette portion ou de ces portions de dents, et de ce côté le râle caractéristique disparut aussitôt.

Présumant que la cause du mal n'existait plus, j'espérais que les symptômes généraux allaient cesser, je fus trompé dans mon attente; car du côté droit, au lieu d'une diminution, je trouvai une augmentation des symptômes; il y avait un rhonchus considérable dans tout le poumon droit; la respiration devint plus pénible, et mon attention fut attirée sur un point fixe (correspondant à la terminaison de la bronche droite), où l'on entendait un gargouillement bruyant à chaque respiration. Il était parfois intermittent, et on l'entendait de nouveau après une ou deux respirations; la malade se plaignait aussi d'une douleur piquante, fixe, allant du sternum à l'omoplate; la respiration pouvait être entendue du fond d'une chambre assez vaste; une nuit même elle troubla le sommeil de son mari, et sa respiration était assez bruyante pour que ses enfants lui en fissent l'observation. Elle ne pouvait se tenir couchée sur le côté affecté, et se mettait souvent sur son séant, cette position rendait sa respiration plus facile; sa salive fut teinte de sang; à ces symptômes se joignit une accélération du pouls. Le vendredi, j'eus de nouveau l'avis du docteur Jenner. Il examina avec le plus grand soin la poitrine, mais ne découvrit rien qui pût éclairer le diagnostic. A la percussion, les poumons avaient leur sonorité normale, le rhonchus était seulement plus fort du côté droit, et à l'exception du gargouillement, rien n'indiquait la présence d'un corps étranger.

Je fus appelé de nouveau le lendemain matin, et trouvai madame X... toussant et faisant des efforts violents pour vomir; elle m'indiqua son larynx et me demanda d'examiner sa gorge; elle sentait, disait-elle, quelque chose de coupant comme une arête de poisson; je me rendis à son désir, et j'examinai aussi la matière rejetée; il n'y avait rien qui pût expliquer l'accès, mais je n'eus pas le moindre doute qu'à ce moment le corps étranger tranchant et irrégulier venait d'être projeté, puis était retombé dans le larynx, et ne pouvant franchir la glotte, avait repris son ancienne place.

Pendant un mois l'état resta stationnaire; le docteur Jenner vit souvent la malade, et partagea mon inquiétude sur l'issue de sa maladie.

Madame X... se plaignait souvent d'un goût désagréable dans la bouche, mais sans que cela fût sensible pour ceux qui l'entouraient. Du côté droit, les râles, le gargouillement, la toux et la respiration pénible continuaient, et leur influence sur l'état général devint manifeste.

Le trente-quatrième jour après l'opération, la malade dut garder le repos, se plaignant plus que d'habitude de douleurs à l'ancienne place et de lassitude.

Dans la nuit, en faisant un effort pour changer la position de son enfant, elle fit un mouvement de torsion sur elle-même; au même moment elle commença à tousser fortement, et un corps solide fut projeté dans sa bouche; elle le mit dans la main de son mari, en s'écriant : Enfin, voilà la dent!

Je fus appelé; en examinant la respiration, je trouvai que le râle et le gargouillement avaient disparu, et qu'il restait seulement un peu de rudesse. En vingt-quatre heures, le poumon était revenu à son état normal.

En examinant le fragment rejeté, je le trouvai couvert de sang; c'était un corps paraissant énorme pour s'être logé dans le poumon; il consistait en une portion irrégulière, rugueuse, à quatre faces, la couronne d'une molaire avec des angles saillants et des coins piquants. Poids : 7 grains ; une légère hémoptysie suivit le rejet du corps étranger (1).

Obs. VII. — Un cas très-intéressant, cité par le *Journal d'Edimbourg*, a trait à une jeune fille, âgée de dix-sept ans, dans la trachée de laquelle pénétra une molaire inférieure tout entière. La dent fut rejetée le onzième jour (2).

Bien que l'observation suivante ne se rapporte pas à un accident survenu après l'extraction d'une dent, nous avons cru devoir la rapprocher des faits que nous venons de citer précédemment et avec lesquels elle a de nombreux rapports, la mort ayant été la conséquence de la pénétration dans le larynx d'une dent qui oblitérait complétement la glotte et interceptait ainsi toute entrée à l'air.

Obs. VIII. — Catherine Heisser (de Dabo), âgée de six mois, fut apportée le 19 décembre 1854, à la clinique chirurgicale pour y être opérée par M. le professeur Rigaud d'un bec-de-lièvre double. Dans une première séance, la partie de l'os maxillaire faisant saillie, fut excisée, et l'on remit à plus tard la réunion. Quelques jours après, le 23 décembre, on excisa le lobule, on raviva les bords de la plaie, et au moment où l'on allait passer les épingles, l'enfant, après quelques mouvements de suffocation, succomba entre les mains de l'opérateur.

L'autopsie révéla la présence d'une dent de lait entre les lèvres de la glotte, dont elle bouchait entièrement la lumière. Cette dent provenait de la portion alvéolaire entamée ; elle s'était détachée pendant le second temps de l'opération, et

(1) Claremont, *the Lancet*, 1858, t. I, p. 477.
(2) *The Lancet*, 1858, p. 477.

avait glissé dans le larynx à la faveur d'une forte inspiration
faite au milieu des cris (1).

E. Accidents sympathiques.

1° NÉVRALGIES.

Les auteurs regardent comme fort rares les accidents
névralgiques consécutifs à l'extraction des dents. Parlant
de la névralgie trifaciale, Valleix note que « les premiers
symptômes, chez un sujet qui auparavant n'avait jamais
éprouvé de névralgie, commencèrent après l'extraction
d'une dent canine, siége d'une simple odontalgie. Ainsi,
ajoute cet auteur, dans un seul cas, nous trouvons une
cause occasionnelle évidente, et cette cause n'est point
la carie d'une dent, mais bien son extraction (2). »

Langenbeck rapporte qu'un homme fut affecté de douleur faciale après s'être fait extraire une dent; la douleur
commença peu de temps après l'extraction : elle partait
de l'alvéole de la dent arrachée (3).

On lit dans les *Annales d'Hildenbrand* le cas d'une
femme de vingt-trois ans qui se fit arracher une dent par
un charlatan ; les parties molles de la mâchoire furent
lacérées d'une manière horrible. Peu de temps après se
développa une inflammation des gencives accompagnée
d'une douleur qui suivait la direction du nerf sous-maxillaire. Un chirurgien brûle l'alvéole avec un fer rouge, les

(1) P. Aronssohn, Mémoire cité.
(2) Valleix, *Traité des névralgies*, p. 145.
(3) Langenbeck, *Tractatus anatomicus de nervis cerebri*, Gœttingen,
1805 ; cité par Chaponnière, Thèse, 1832,

douleurs augmentent beaucoup ; on emploie sans succès saignée, sangsues et cataplasmes. Plus tard, la gingivite s'apaise, mais la douleur persiste avec violence. Deux mois après, la malade entre à l'hôpital : la douleur part de l'angle gauche de la mâchoire inférieure, s'irradie sur-le-champ à l'oreille, la joue, la partie latérale du cou ; elle est rémittente, et, dans les moments d'exacerbation, elle s'accompagne de trismus et de mouvements convulsifs des membres. La malade guérit au bout de trois mois (1).

Voilà, je crois, à peu près les seules observations, rapportées par les auteurs, de névralgies trifaciales consécutives à l'extraction des dents. Je crois cependant que ces accidents sont loin d'être rares, et j'en ai, pour ma part, observé plusieurs exemples. Il n'est pas nécessaire, pour leur production, que l'opération ait été accompagnée de délabrements : j'ai vu la névralgie suivre l'extraction de dents, que leur mobilité seule m'avait engagé à enlever. La douleur extrêmement vive se montre immédiatement après l'opération ; les malades se plaignent de n'avoir éprouvé aucun soulagement s'ils souffraient déjà, et même de souffrir davantage. La douleur se fait sentir tantôt exclusivement dans la branche nerveuse correspondant à la dent extraite (nerf dentaire supérieur ou inférieur), tantôt dans toute la cinquième paire : elle est continue, avec exacerbations, mais sans intermittence marquée ; quelquefois elle affecte le caractère du tic douloureux ; souvent le moindre mouvement de mastication suffit

______

(1) Hildenbrandt, *Annales scholæ clinicæ medicæ*. Ticinensis, 1830, p. 42.

pour la provoquer. Je n'ai pas noté de points douloureux fixes.

La durée de la douleur névralgique est variable, ordinairement de quelques heures; je l'ai vue persister pendant un et deux jours ; dans un cas, elle n'a disparu qu'au bout de trois semaines. Lorsque les accidents ont cessé, je ne les ai jamais vus reparaître; c'est principalement à la suite de l'extraction des molaires inférieures que je les ai observés.

En général, les antipériodiques échouent; on emploiera avec avantage les calmants et les narcotiques à l'intérieur et à l'extérieur. Je me suis bien trouvé de l'usage de la morphine en frictions sur la gencive, préalablement scarifiée. Voici comment je l'emploie. Le malade mouille légèrement l'extrémité du doigt et la trempe dans la poudre suivante ·

Chlorhydrate de morphine............... 0^{gr},30
Sucre pulvérisé........................ 0^{gr},20

Puis il frictionne doucement la gencive avec la pulpe du doigt : on lui recommande de ne pas avaler la salive. Ces frictions peuvent être renouvelées plusieurs fois dans la journée.

2° TÉTANOS.

L'extraction des dents peut, comme le font les dilacérations des extrémités périphériques des nerfs, déterminer le tétanos. D'après l'*American Journal of Medical Science*, cet accident est fréquent au Japon. « Après avoir ébranlé la dent à coups de maillet, ils (les dentistes) l'ar-

rachent avec les doigts, non sans dommage pour la gencive le plus souvent. Aussi cette opération est consi-
dérée comme des plus graves, à cause du tétanos qui en
est parfois la conséquence et n'est que rarement acceptée (1). »

Duval rapporte, d'après les *Mémoires* du Collége des
médecins de Philadelphie, pour l'année 1794, une observation sur le serrement convulsif des mâchoires après
l'extraction de deux dents; quoique cet accident soit
ordinairement mortel, le malade en guérit cependant
par l'usage du mercure et du vin. L'auteur de cette observation ne dit pas la manière dont il les employa (2).

Le docteur Finger, professeur de clinique médicale à
Lemberg, a publié l'observation suivante :

Obs. I. — Un cas de tétanos traumatique fut observé chez
un homme vigoureux, âgé de trente-huit ans, journalier, le
lendemain du jour où il s'était fait arracher une molaire. Il
se produisit d'abord une convulsion tonique des muscles de
la nuque, puis du trismus, et enfin un tétanos parfaitement
caractérisé. Les attaques se suivaient très-rapidement; elles
n'étaient séparées que par des rémissions extrêmement
courtes; un simple attouchement, un courant d'air, le
moindre mouvement du malade, les déterminaient.

La mort survint le troisième jour. A l'autopsie, on ne
trouva aucune lésion, même dans la moelle. A la place
qu'occupait la dent arrachée, il y avait une fissure insigni-
fiante de la mâchoire (3).

(1) *American Journal of Medical Science*, janvier 1869.
(2) Duval, *Mémoire cité*, p. 70.
(3) *Klinische Mittheilungen Prager Vierteljahrschrift*, 1858, t. IV, p. 11.

Je dois à l'obligeance de M. le docteur Ad. Richard, chirurgien des hôpitaux, la communication du fait suivant :

Obs. II. — Il y a quelques années, un homme d'environ trente-cinq ans fut admis dans mon service, à l'hôpital Saint-Antoine.

Le malade s'était fait, quelques jours avant son entrée, extraire une grosse molaire inférieure. Loin de faire disparaître les douleurs, l'opération n'avait fait que les augmenter ; elles s'étaient depuis la veille compliquées de trismus. Des muscles de la mâchoire, le tétanos s'étendit aux autres muscles, et le malade succomba trente-six heures après son entrée.

Les résultats de l'autopsie furent complétement négatifs. L'opération n'avait été accompagnée d'aucun délabrement, soit des os, soit des parties molles.

Je n'ai jamais observé de tétanos à la suite de l'extraction des dents ; mais j'ai vu plusieurs fois un véritable trismus être la conséquence de l'opération. Ce trismus n'a jamais duré plus de quelques minutes.

3° ACCIDENTS INTÉRESSANT LES ORGANES DES SENS.

Nous avons, dans un mémoire présenté à l'Académie de médecine (1), étudié spécialement les troubles de la vision consécutifs aux altérations des dents et aux opérations pratiquées sur ces organes. Nous ne reviendrons donc que succinctement sur ce que nous avons développé dans ce travail, dont nous extrayons les considérations suivantes.

Mis en doute et regardés comme un préjugé populaire par la plupart des auteurs, c'est depuis peu d'années seu-

(1) Séance du 17 février 1869.

lement que des faits bien observés sont venus démontrer la possibilité de ces accidents. Les troubles provoqués dans les organes des sens sont le plus souvent passagers et cessent avec l'action de la cause qui les a produits ; mais, dans quelques cas, ils peuvent persister et entraîner des conséquences graves.

L'examen anatomique et l'expérimentation physiologique ont démontré l'influence exercée par la cinquième paire sur les organes des sens, influence que les observations pathologiques sont venues confirmer. Il existe dans la science des faits dans lesquels des plaies en apparence insignifiantes du sourcil ou du front ont été suivies de névralgies rebelles de la cinquième paire, souvent accompagnées de blépharospasme, d'affaiblissement et même de perte de la vue, et, dans d'autres cas, de troubles organiques profonds par altération de la nutrition de l'œil. L'étude de ces faits permettait de supposer qu'il ne serait pas impossible que la lésion d'un des nerfs dentaires jouât vis-à-vis de l'organe visuel le rôle que nous avons vu jouer à la lésion ou à l'irritation d'un des filets du frontal. D'autres faits pathologiques viennent à l'appui du rapport que nous venons de signaler.

Les chirurgiens savent combien il est fréquent, dans les inflammations oculaires, et en particulier dans l'iritis, de voir les malades accuser des douleurs extrêmement vives sur le trajet de la cinquième paire, et principalement dans la branche maxillaire supérieure.

Dans le traitement des obstructions des voies lacrymales par la dilatation, les malades ressentent quelquefois des douleurs atroces dans les molaires supérieures, du côté où a lieu l'introduction de la sonde.

D'une autre part, il n'est pas de dentiste qui n'ait occasion de voir très-fréquemment des douleurs reconnaissant pour cause l'altération d'une dent inférieure, se faire exclusivement sentir dans une dent supérieure, et réciproquement.

L'odontalgie s'accompagne souvent de larmoiement et de rougeur de la conjonctive, avec élancements et clignement de la paupière.

Enfin, pendant l'extraction, au moment de la déchirure des filets dentaires, il n'est pas rare de voir les malades accuser une vive douleur dans l'œil, accompagnée d'une sensation lumineuse qu'ils comparent à un éclair. Peut-être ce dernier phénomène n'est-il dû qu'à une contraction violente de l'orbiculaire, qui déterminerait des phosphènes.

On comprend donc que dans certaines altérations des dents, principalement celles qui sont accompagnées d'inflammation avec gonflement de la pulpe, laquelle subit souvent alors une espèce d'étranglement dans la cavité dentaire, on comprend, dis-je, que dans ces cas, comme dans l'extraction des dents, il puisse y avoir un certain retentissement sur l'appareil de la vision par l'intermédiaire de la branche ophthalmique.

On ne peut donc mettre en doute la réaction exercée par l'irritation ou la lésion d'une branche nerveuse sur les autres branches du même nerf ou sur celles avec lesquelles elle s'anastomose. L'étude des actions réflexes nous offre de nombreux exemples de faits analogues ; elle nous montre aussi ces singuliers phénomènes de contracture et de paralysie vasculaires réflexes qui se montrent suivant que l'excitation est faible ou puissante, et qui, tout en agissant d'une façon opposée, amènent cependant tous deux des troubles profonds par altération de nutrition.

Dans le premier cas, il y a nutrition incomplète des organes; dans le second, au contraire, l'apport du sang n'étant plus modéré par la contractilité vasculaire, on observe des phénomènes d'hypérémie, de congestion, et même de véritable inflammation et d'hypersécrétion.

Nous trouvons dans l'observation de ces faits l'explication des altérations profondes de nutrition accompagnant la section du trijumeau, et qui étonnaient profondément Magendie. « N'est-ce pas, dit ce physiologiste, un phénomène bien extraordinaire, qu'une inflammation vive avec suppuration et insensibilité complète de la partie enflammée, et qui est causée par la section d'un nerf? »

Si nous insistons sur ce point de physiologie, c'est que nous sommes convaincu que certaines affections des yeux, caractérisées par des altérations de la sécrétion intra-oculaire et de la nutrition, peuvent avoir pour point de départ des affections du système dentaire ou le travail de la dentition. C'est par l'augmentation de la pression intra-oculaire, résultant d'une irritation réflexe des nerfs vaso-moteurs de l'œil, qu'Hermann Schmidt a, dans un travail récent (1), donné l'explication de ce fait singulier, que les douleurs de dents sont accompagnées de troubles passagers de l'accommodation dans l'œil du côté affecté.

Sur 92 sujets examinés par cet auteur, il y avait chez **73** une diminution de l'accommodation d'autant plus

____

(1) *Archiv für Ophthalmologie*, 1868, Band XIV, 1 Abtheilung, p. 107-137.

marquée que les sujets étaient plus jeunes, cessant presque complétement après trente ans.

Les observations suivantes viennent à l'appui de ce que nous venons d'énoncer.

Obs. I. — *Extraction de la première grosse molaire supérieure droite. — Fracture de l'alvéole, avec ouverture du sinus maxillaire. — Accidents graves du côté des branches de la cinquième paire. — Fonte purulente de l'œil.*

M. Desbans, professeur de mathématiques au collége de Cherbourg, fut pris d'une névralgie dentaire insupportable il y a cinq mois. Aussi peu patient qu'il est énergique et courageux, ce malade voulut promptement mettre fin à ses souffrances, et quoiqu'il ne sût pas positivement quelle dent lui faisait mal, il se présenta néanmoins chez un officier de santé, lequel cédant à ses instances, parvint, après des tentatives longtemps infructueuses, à arracher la première molaire du côté droit, la seule qui parût cariée. On luxa cette dent au dehors; les racines étaient réunies et formaient un cône aplati; l'os maxillaire fut brisé en plusieurs esquilles, plus qu'il ne l'est communément en pareille occurrence. Deux mois après l'extraction de cette dent, quelques fragments de l'alvéole étaient encore vacillants; on y sentait de la crépitation. Le malade souffrant plus ou moins, continuellement cependant, vint à cette époque à Caen, d'après le conseil de son dentiste, consulter un médecin de cette ville, qui crut reconnaître une fistule du sinus et une carie de l'os maxillaire. La molaire voisine ayant été évulsée d'après son avis, il pénétra par cette voie au moyen d'un instrument recourbé en crochet, dans le sinus, fractura l'os maxillaire dans sa partie antérieure (région indiquée) et parvint, au milieu d'efforts inouïs, à arracher un fragment de cet os. Il n'y avait ni carie de l'os ni abcès. La fraction d'os obtenue, quant à sa forme, pourrait être rapportée à un tronc de pyramide quadrangulaire, et son volume à peu près à celui d'un de ces petits trochisques au benjoin qu'on nous vend en France sous le nom de pastilles du sérail.

Ces quelques lignes ont été écrites sous la dictée du malade; je n'ai point assisté à l'opération qui vient d'être racontée. La partie d'os extraite est perdue et l'exploration des parties est rendue assez difficile par l'impossibilité où est encore le malade d'ouvrir largement la bouche.

A partir du moment où M. Desbans se fit extraire sa première dent jusqu'au jour où il subit sa dernière opération, il ne ressentit rien de particulier du côté des yeux; il souffrait vaguement dans la tête, sans qu'il y eût un point plus affecté que l'autre; ces douleurs encore une fois étaient diffuses, sourdes et lui semblaient plutôt externes qu'internes.

Mais à l'instant même où on lui brisa l'os maxillaire, en même temps qu'il éprouva une douleur effroyable, ses deux yeux se dévièrent de leur axe; il perdit en quelque sorte la faculté de voir : tout lui parut confus. Sa bouche se contourna dans le sens opposé à l'opération; sa langue perdit en partie sa faculté gustative et devint insensible, se portant, lorsqu'il la tirait au dehors, dans le sens de la déviation de la bouche; l'ouïe, pareillement de ce côté, cessa de percevoir les sons; en un mot, le côté de la tête correspondant à l'opération lui parut comme paralysé. En fermant l'un des deux yeux, n'importe lequel, l'autre œil reprenait en partie, mais seulement en partie, sa position normale, et le malade recouvrit pour un instant la vue : cet état dura jusqu'au soir; on fit faire des ablutions sur la face avec de l'eau froide. Le malade fut agité pendant la nuit; toutefois il sommeilla. A son réveil, le lendemain, le strabisme semblait s'être un peu amélioré; la fonction visuelle du côté gauche (côté opposé à l'opération) était revenue comme auparavant; à droite les objets paraissaient recouverts d'un épais brouillard; la conjonctive était rouge, la sécrétion des larmes abondante; il y avait un commencement de photophobie. Ces phénomènes se maintinrent tels durant quelques heures et s'aggravèrent si promptement que le soir de ce même jour la cornée prit un aspect terne; que l'intolérance pour la lumière était insupportable, et que huit jours après, malgré l'emploi de deux collyres, l'un au sulfate de zinc et l'autre au sulfate de cuivre, malgré l'usage de l'opium, de la belladone, tant à l'intérieur qu'à l'extérieur, et quoiqu'on eût à plusieurs reprises scarifié la conjonctive, malgré ces moyens, dis-je, la cornée se rompit. L'iris vint faire hernie, et lorsque je vis le malade à huit jours de là, il existait un staphylôme énorme qui semblait enchâssé et sortir d'un bourrelet de chairs livides. Les paupières, lors même qu'elles n'auraient pas été paralysées dans leurs mouvements, n'eussent point pu recouvrir cette masse qui dépassait d'un centimètre au moins le bord libre des paupières.

J'enlevai ce staphylôme et j'excisai largement le chémosis dans la totalité du pourtour de la cornée. Cette ablation de la cornée et l'effusion abondante du sang obtenue par cette résection de la conjonctive, diminuèrent les douleurs que n'avait pas cessé d'éprouver le malade. La névralgie parut bien, il est vrai, vouloir se réveiller le lendemain; mais cette légère recrudescence fut de courte durée, avorta de suite.

La paupière supérieure s'abaissa sur le globe, mais ne put jamais se réunir à la paupière inférieure, si grands que fussent les efforts faits par le malade pour y parvenir. Une compresse flottante, fixée à la partie supérieure du bonnet, et retenue par une bande passée sur le front, assez loin du globe pour qu'elle ne comprimât pas l'œil, fut le bandage que nous adoptâmes. De trois en trois heures pendant le jour on bassina l'œil opéré avec une infusion de fleurs de mauve dégourdie, quelques embrocations faites avec la jusquiame et la belladone furent également recommandées. Le malade, depuis son opération, a recouvré son sommeil d'autrefois.

La réaction fut à peu près nulle. Les bords ménagés de la cornée se froncèrent; de petits bourgeons charnus se développèrent, et finalement il se forma un disque à demi transparent qui remplace et simule assez bien la cornée. Le

globe de l'œil n'est pas sensiblement diminué de volume ;
longtemps immobile, il semble aujourd'hui se mouvoir un
peu ; la paupière paraît également chaque jour reprendre
quelque mouvement. Le malade distingue parfaitement le jour
des ténèbres et perçoit même le passage de la main. La bouche
est restée déviée, la langue continue d'être froide et insensible aux saveurs dans sa moitié correspondante à l'opération,
et l'ouïe d'être obtuse.

La gencive est cicatrisée et recouvre la partie de l'os
maxillaire arrachée ; une dépression dans laquelle je puis
loger l'extrémité du doigt, existe en cet endroit ; pareillement
un trajet fistuleux qui pénètre dans le sinus et laisse suinter
continuellement une sécrétion salée.

Le malade ressent encore dans toute cette région une forte
tension plutôt incommode, du reste, qu'elle n'est réellement
douloureuse (il y a six semaines que nous avons opéré
M. Desbans). A gauche les fonctions sont dans leur état physiologique (1).

Obs. II. — *Extraction de la première grosse molaire supérieure
accompagnée de fracture de l'alvéole. — Accidents névralgiques. — Perte de la vue du côté droit. — Guérison.*

Le lieutenant honoraire Pelletier (Maurice), âgé de qua-
rante-cinq ans, entra à l'hôpital de l'hôtel des Invalides le
11 novembre dernier.

Après la guérison d'un lumbago, il éprouva des maux de
dents occasionnés par la carie de la première grosse molaire
supérieure du côté droit, par suite desquels il se décida à se la
faire arracher.

Il paraît que cette petite opération n'eut pas tout le succès
désirable, puisque la paroi antérieure de l'alvéole fut fracturée et la gencive assez déchirée ; desquels endommage-
ments résulta une inflammation suppurative de l'intérieur

<hr>

(1) Hégésippe Duval (d'Argentan), *Annales d'oculistique*, t. XV, 3e série,
t. III, 1846, p. 229.

de l'alvéole, et l'élimination de quelques esquilles osseuses frappées de nécrose.

Cependant à part cela, l'odontalgie avait entièrement cessé tout de suite et les douleurs que le malade ressentait n'étaient nullement comparables à celles qui avaient précédé l'avulsion de la dent, et n'offraient plus le même caractère. Le surlendemain de l'opération, la douleur se propagea à la tempe droite, et n'était accompagnée ni de rougeur, ni de gonflement, ni de chaleur; fixe et continue, mais s'exacerbant à des intervalles fréquents et irréguliers, sous forme d'élancements insupportables; elle était augmentée par la moindre pression.

Ces élancements se prolongeaient dans la direction du trajet des nerfs temporaux de la septième paire jusqu'au plexus parotidien, tandis que d'autre part ils s'étendaient au front, dans la direction du rameau sourcilier de la branche ophthalmique de la cinquième paire; les exacerbations étaient plus fréquentes le soir.

Les douleurs passagères qui parcouraient d'abord le trajet du nerf sourcilier, sans toutefois s'y arrêter, prirent bientôt plus de stabilité sur ce point, qui ne tarda pas à devenir le centre d'intensité de la douleur, qui allait en augmentant de plus en plus, à mesure que l'on approchait du trou sourcilier; elle était bien moindre à la tempe, et moindre encore sur le trajet des nerfs temporaux, où elle devint presque nulle dès que, d'autre part, elle eut atteint la périphérie de l'orbite.

Alors, c'est-à-dire cinq jours après l'invasion de la douleur à la tempe, l'œil droit devint presque tout à coup parfaitement amaurotique; à cet état s'ajoutait un sentiment continuel d'agitations convulsives du globe oculaire, que le malade exprimait en disant que son œil sautait dans l'orbite. Cependant il n'en était rien.

Aux phénomènes précédents s'ajoutaient les suivants: la pupille était très-dilatée; les paupières (droites) éprouvèrent une légère tuméfaction, et étaient agitées par un clignote-

ment presque continuel ; la sécrétion des larmes paraissait
plutôt diminuée qu'augmentée ; la conjonctive conservait
ses conditions normales.

Mais à tous ces phénomènes en succède un autre non
moins extraordinaire, savoir : un écoulement puriforme, abondant, verdâtre, épais et fétide par la narine droite. La réaction générale était peu prononcée ; mais le malade était fa-
tigué par des sueurs abondantes.

Dès l'instant de l'apparition de l'amaurose, c'est-à-dire le
cinquième jour après l'invasion de la névrose, M. Pasquier
ayant compris que la cécité n'était qu'un symptôme de la
maladie qu'il avait à combattre ainsi que l'écoulement
nasal, fit appliquer un vésicatoire à la région temporale sur
le siége primitif de la douleur, qu'il fit saupoudrer soir et
matin avec un demi-gramme d'acétate de morphine. Cette
médication eut un succès très-heureux ; la douleur fut considérablement amendée presque immédiatement. Le pansement fut continué les jours suivants. Au septième jour, l'écoulement nasal diminua de quantité et perdit sa fétidité.

Le dixième, la vision fut rétablie à l'œil droit, et à cette
époque cesse également la sensation qui faisait croire au
malade que son œil sautait dans l'orbite. La pupille, dilatée
jusqu'alors, revint aux conditions de celle du côté opposé.
De même le clignotement s'arrêta le même jour, et dès lors
les paupières commencèrent à se détuméfier. Une douleur
légère persista jusqu'au vingt-deuxième jour, en diminuant
cependant peu à peu d'intensité jusqu'à l'extinction complète. Les pansements avec l'acétate de morphine furent con-
tinués jusqu'alors (1).

Obs. III. — *Extraction de la première petite molaire supérieur
gauche. — Mydriasis. — Guérison.*

M. Ch. de M., âgé de vingt-cinq ans, d'un tempérament
sanguinéo-lymphatique, d'une constitution robuste, n'ayant

(1) Pasquier, *Gazette des hôpitaux*, 1839, p. 94.

jamais souffert des yeux, était sujet, depuis plus d'une
année, à des odontalgies fréquentes et violentes, qui étaient
produites et entretenues par une carie de la première petite
molaire gauche de la mâchoire supérieure. Déjà plusieurs fois
il avait pris la résolution de se faire arracher la dent affectée
de carie, afin d'être débarrassé pour toujours des souffrances
qu'elle lui occasionnait. Mais constamment il avait été retenu
par la crainte que cette opération n'eût des suites fâcheuses
pour l'organe de la vue. Cependant un jour, le 13 mai 1846,
son mal étant revenu et lui causant des douleurs atroces,
il accourut chez moi, me disant que ses souffrances étaient
devenues intolérables et qu'il voulait à tout prix que sa dent
fût arrachée. J'en fis l'extraction avec facilité au moyen de la
clef. Il n'en resta aucun fragment et le bord alvéolaire
n'éprouva aucune lésion. Cependant le patient accusa une
douleur excessivement vive qui, dit-il, avait retenti jusque
dans l'œil, au point qu'il avait cru que cet organe se dé-
chirait. L'ayant examiné avec soin, je n'y découvris aucun
trouble ni lésion. Je tranquillisai mon client, et il partit entièrement rassuré. Moi-même je n'y avais plus songé, lorsque
le lendemain je le vis revenir dans un état de consternation
et de frayeur impossible à décrire. Il me dit que le mal-
heur qu'il avait toujours redouté s'était réalisé, que l'extraction de la dent avait déterminé la perte de son œil
gauche.

Ces paroles m'inquiétèrent. Je m'empressai d'interroger
mon client. Il me rapporta que, depuis le moment de l'extraction de la dent, il avait continué à ressentir dans l'alvéole des élancements qui se propageaient jusque dans l'œil,
que celui-ci était resté larmoyant, et que dans l'après-midi,
voulant s'assurer si la vue n'avait pas souffert, il avait fermé
l'œil droit et avait alors constaté avec effroi qu'il ne voyait
plus du côté gauche, que tout au plus il pouvait distinguer
les objets d'un certain volume. Ayant obtenu ces renseignements, je procédai à l'examen de l'œil et je reconnus qu'il
n'existait d'autre lésion qu'une dilatation énorme de la pu-

pille. Je me rassurai en pensant que j'avais affaire tout bonnement à une mydriase, produite par réflexion de la lésion
du rameau dentaire, qui est fourni par le nerf sous-orbitaire,
provenant lui-même de la branche maxillaire supérieure du
trifacial, sur le nerf oculo-moteur commun, auquel sont
subordonnés les mouvements de l'iris. Voulant avoir un
entier apaisement à cet égard, je soumis mon client à l'expérience que nous avons indiquée, c'est-à-dire que je le fis regarder à travers un petit trou pratiqué dans une carte au
moyen d'une épingle. Par cette espèce de pupille artificielle,
substituée à la pupille normale, qui avait acquis des dimensions trop grandes pour une vision distincte et sans confusion, la vue reprit toute sa force, toute sa netteté. Il était donc
évident que j'avais affaire à une mydriase, et que le trouble
de la vue résultait uniquement de la trop grande dilatation de la pupille, qui permettait l'entrée d'une trop grande
quantité de rayons lumineux. Je calmai les craintes de mon
malade en lui faisant comprendre que l'altération de la vue,
survenue à l'œil gauche, n'avait pas une extrême gravité, et
qu'un traitement convenable la ferait bientôt disparaître.
Prenant en considération la cause et la nature de cette mydriase, je pensai que le traitement devait être principalement
dirigé contre l'irritation, dont le nerf dentaire et le nerf
sous-orbitaire étaient devenus le siége par suite de l'avulsion
de la dent. Je fis donc introduire de petits bourdonnets de
coton chargés d'extrait gommeux d'opium dans l'alvéole et
exécuter des frictions opiacées sur la région de la joue qui
correspond au trou sous-orbitaire. Sous l'influence de cette
médication, la mydriase et le trouble de la vue qui l'accompagnait disparurent au bout de huit jours, à la grande satisfaction de mon client qui croyait son œil irrévocablement
perdu (1).

(1) Teirlink, *Essai sur les rapports pathologiques de l'appareil dentaire
et du système visuel*, in *Ann. de la Société de médecine de Gand*, 1848.

Obs. IV. — *Extraction de la première grosse molaire supérieure gauche. — Affaiblissement considérable de la vision. — Guérison.*

En juillet 1838, un garçon de dix-sept ans se présenta au dispensaire pour un obscurcissement de la vue survenu à gauche assez brusquement et dans des circonstances spéciales. Il raconta que la vue avait toujours été fort bonne des deux côtés, si ce n'est depuis quatre jours. Il avait alors souffert des dents et était allé chez un droguiste pour s'en faire enlever une implantée dans la moitié gauche de la mâchoire supérieure. L'opération avait été promptement et adroitement exécutée, et sans provoquer trop de douleur.

Le malade, au moment où la dent était devenue mobile dans l'alvéole, avait aperçu devant l'œil gauche un éclair brillant, auquel pendant quelques-minutes en avaient succédé d'autres moins intenses et à de courts intervalles. S'étant couché une ou deux heures après, les éclairs reparurent et persistèrent pendant une heure environ, puis cessèrent graduellement. Le lendemain, le malade reconnut que la vue de son œil gauche était fort affaiblie et que tous les objets qu'il regardait étaient enveloppés d'un épais brouillard. Il eut aussi la sensation d'une espèce d'anneau coloré tournoyant à l'intérieur de l'œil. Les choses restèrent à peu près dans le même état les deux jours suivants, mais le quatrième jour il crut reconnaître une amélioration. La pupille gauche paraît un tant soit peu plus contractée que celle de l'œil droit, mais la forme en est parfaitement régulière, et l'iris a conservé tous ses mouvements. L'organe paraît aussi sain, à tous autres égards. La santé générale de ce garçon, d'un tempérament nervoso-sanguin, était bonne. Il n'éprouvait de douleur ni dans l'œil, ni dans le sourcil, ni aucun symptôme de congestion cérébrale ou de dérangement des organes digestifs. Lorsqu'il fermait l'œil droit, dont la vue était bonne et que du gauche il essayait de lire un livre imprimé en caractères qu'un œil normal pouvait distinguer à 48 pouces, il ne pouvait le

faire qu'à la distance de 15 pouces, et encore difficilement;
et si l'on diminuait la distance, les lettres lui paraissaient bien
plus grandes, mais brouillées. En faisant un essai avec des
caractères de moitié plus petits, il ne put lire aucun mot,
quelque rapprochée que fût la distance. Ni les verres con-
caves, ni les verres convexes n'amélioraient la vision. Il paraissait ne plus distinguer aussi bien les couleurs, mais je
n'avais sous la main aucun moyen d'explorer l'œil sous ce
rapport. La dent extraite était la première grosse molaire de
la mâchoire supérieure gauche. En pressant fortement avec
le doigt sur son alvéole, je ne déterminai aucune sensibilité
anormale, ni aucun élancement douloureux, et ne découvris
aucun fragment de dent, ni aucune esquille du bord alvéolaire.

Le docteur Hunter laissa faire la nature, et au bout de
quinze jours le malade voyait distinctement, excepté les plus
petits objets. A dater de ce moment il ne se représenta plus,
de sorte qu'il est probable que sa guérison fut complète (1).

OBS. V. — *Paralysie de la langue consécutive à l'extraction
d'une molaire inférieure.*

- La fille d'un pasteur des environs d'Alt-Landsberg, près
de Berlin, me fut adressée souffrante des dents, des oreilles
et du cou. Les douleurs avaient débuté il y a quelques semaines
par la dent de sagesse gauche, et s'étaient de là étendues à
toute la région. Je trouvai la dent de sagesse gauche cariée,
douloureuse au toucher, et je me décidai à l'extraire. Mais la
forme aplatie du corps du maxillaire inférieur et des autres
dents, le rapprochement des dents, le peu de place qu'il y
avait entre la dent de sagesse et l'apophyse coronoïde devaient
rendre l'opération difficile et nécessiter l'emploi d'un instrument spécial. De plus, la tuméfaction des parties malades ne
permettait pas à la malade d'ouvrir la bouche suffisamment.

Néanmoins, j'arrachai la dent complétement et sans blesser
les parties voisines; mais dès ce moment la malade ne put

(1) Hunter, *American Journal of Medical Science*, october 1841.

plus parler et ne fit entendre que des sons inarticulés. Je
m'expliquai ce phénomène par la secousse violente qui avait
accompagné l'opération, ayant produit une paralysie incomplète et devant être passagère des nerfs de la langue.

Les parties molles de la gorge s'enflammèrent bientôt, se
tuméfièrent, empêchèrent la déglutition. J'ordonnai des
émollients, je cherchai par des dérivatifs et des révulsifs à
arrêter l'inflammation pour pouvoir ensuite appliquer des
excitants sur les nerfs de la langue.

L'inflammation, la douleur, le gonflement cessèrent au
bout de quatre jours, mais la parole ne se rétablit pas. L'application de remèdes irritants pour les nerfs de la langue
fut continuée, la parole revint peu à peu et fut complétement
rétablie au bout de six semaines.

Un an plus tard, la malade me demanda de lui extraire la
dent de sagesse droite, qui était depuis longtemps le siége
de violentes douleurs. Je m'y refusai d'abord, employai tous
les moyens connus pour calmer ses souffrances, mais inutilement. Je finis par arracher la dent; mais encore une fois
la parole fut perdue, mais rien que pendant vingt-trois
jours. Je n'ai pas constaté si elle avait aussi perdu le sens du
goût (1).

Obs. VI. — *Paralysie de la troisième branche du trijumeau
consécutive à l'extraction d'une molaire inférieure.*

Une blanchisseuse, non mariée, de trente-huit ans, sujette
à des accidents nerveux, se fait enlever, après de vives souffrances, d'abord l'avant-dernière, puis quinze jours après
la dernière molaire inférieure droite. Les douleurs dispa-
raissent immédiament après la seconde extraction; mais la
malade se plaint d'éprouver un sentiment de froid, des four-
millements, une insensibilité complète de la gencive et des
dents de la mâchoire inférieure droite jusqu'à la première

(1) *Journal de médecine de Hufeland*, t. XXXIX, ii, p. 75, *Neuer Bei-
trag zu der Diagnostik und Kur der Gehörkrankheiten*, von D. Hesse.

incisive de la lèvre inférieure, de toute la moitié droite de la face, au-dessous de l'arcade zygomatique, sans qu'il y ait paralysie des muscles correspondants (1).

4° ACCIDENTS CHEZ LES FEMMES EN ÉTAT DE GROSSESSE OU DE LACTATION, ET A L'ÉPOQUE DES RÈGLES.

L'extraction des dents peut-elle être suivie d'accidents lorsqu'elle est pratiquée pendant la grossesse? La plupart des auteurs répondent par l'affirmative. « En effet, dit Levret (2), quand on considère combien il y a de femmes qui font des fausses couches pour des causes très-légères, et que de se faire arracher une dent en est une souvent fort grave, eu égard à la secousse subite que produit cette douloureuse opération, on doit bien répugner à prendre ce parti ; cependant, d'un autre côté, si la dent est gâtée, qu'elle fasse beaucoup souffrir, ôtant tout repos, il est fort à craindre que cet état ne produise l'effet qu'on craint le plus. »

Nous pensons avec Levret que, chez les femmes nerveuses et impressionnables, l'extraction d'une dent peut, comme toute émotion morale vive, déterminer l'avortement. On devra donc ne se décider à pratiquer l'avulsion que lorsque tous les palliatifs auront échoué; mais lorsque l'opération est formellement indiquée et qu'on a affaire à une malade qui s'y soumet sans crainte, on peut ne pas tenir compte de l'état de grossesse. J'ai fait un grand

(1) Rocker, *Würt. correspond.*, Bd. VIII, n° 18. *Schmidt's Jahrb.*, t. XXIII, 321, 1839.

(2) Levret, *Essai sur l'abus des règles générales et contre les préjugés qui s'opposent aux progrès de l'art des accouchements*, 1766, p. 74.

nombre de fois l'extraction dans ces conditions, et je n'ai jamais eu lieu de m'en repentir.

Chez les femmes douées d'une grande susceptibilité nerveuse, et qui redoutent l'opération à cause de la douleur qu'elle détermine, je crois qu'on peut, s'il n'y a pas de contre-indication particulière, employer un anesthésique ; je conseille de préférence le protoxyde d'azote, qui produit une anesthésie de courte durée et sans exaspération nerveuse.

Ce que nous venons de dire de l'extraction pratiquée pendant la grossesse peut également s'appliquer à cette opération faite chez les nourrices et pendant la période menstruelle.

Le docteur Lieber (1) rapporte l'observation suivante :

OBS. — Une femme pléthorique, âgée de trente ans, se fit, à l'époque de ses règles, arracher une dent. Aussitôt l'écoulement menstruel s'arrêta, et il se fit par l'alvéole une hémorrhagie qui dura vingt-six heures sans qu'on pût l'arrêter ; le sang était épais et foncé. Les règles ne reparurent plus cette fois. Il n'y eut pas de suite fâcheuse.

On fera donc mieux, à moins d'urgence, de remettre l'opération après la fin des règles.

(1) *Casper's Wochenschrift,* n° 44, novembre 1833.

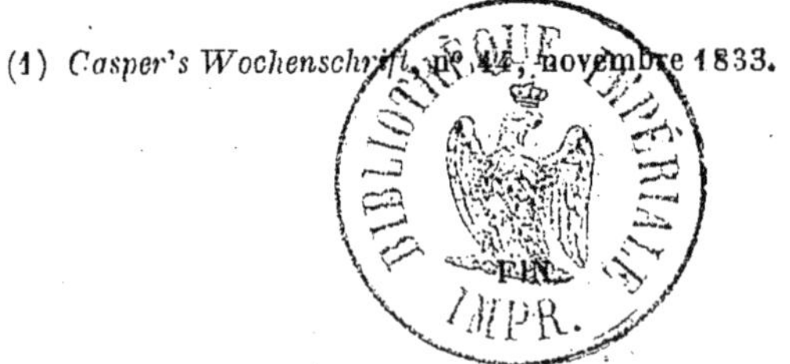

TABLE DES MATIÈRES

PARIS. — IMP. DE E. MARTINET, RUE MIGNON, 2.

www.ingramcontent.com/pod-product-compliance
Ingram Content Group UK Ltd.
Pitfield, Milton Keynes, MK11 3LW, UK
UKHW022359090726
13658UKWH00002B/726